これからの病院経営を担う人材
医療経営士テキスト

第4版

日本の医療政策と地域医療システム

医療制度の基礎知識と最新動向

初級

尾形裕也

2

日本医療企画

はじめに

　本書は、『医療経営士初級テキストシリーズ』の第2巻であり、「日本の医療政策と地域医療システム」をめぐるさまざまな論点について、基本的な事項を中心に解説を行っている。本書は、もともと村上正泰山形大学教授によるテキストとして版を重ねてきたものであるが、この度、尾形がこれを引き継ぐ形で、新たに書き下ろしたものである。村上教授の著書は、広い視野に立って日本の医療政策の現状と課題を明快にわかりやすく解説した好著であり、初学者のテキストとして広く読まれてきた。本書においても、全体の基本的構成については、村上教授のテキストを踏襲しつつ、地域医療構想等その後の政策の動向を反映する形で執筆を進めた。もとより、本書の内容については、全面的に尾形が責を負うものであることは言うまでもない。

　わが国の医療政策は、政府、すなわち厚生労働省を中心とする中央官庁や都道府県等の地方自治体が企画立案し、実施されているように見える。しかしながら、政府は、白地に絵を描くように自由に政策を打ち出しているわけでは決してない。多くの場合、社会保障審議会や中央社会保険医療協議会といった審議会や、各種の検討会等の場を通じて、医療提供側、支払側、患者・住民等、医療に関するさまざまなステークホルダー（利害関係者）の意見を集約し、相互の利害を調整したうえで、一定の改革案がつくりあげられている。そして、法改正が必要なものについては、立法府の審議を経なければならないことは言うまでもない。ある政策が実施に移されるまでの間には、さまざまな段階において、多くのステークホルダーの意向が影響を与えているのである。

　こうしたダイナミックな政策形成の過程については、従来あまり明らかではなかった。せいぜい専門誌や新聞等の報道を通じて、外部から断片的に推測するしかない状況が長く続いた。しかしながら、昨今では、主要な審議会・検討会等の審議は原則公開とされ、その提出資料や議事録等も公のホームページに掲載されるようになってきている。これらの公開資料を丹念にフォローすれば、ある政策がどういう経緯で今あるような形で打ち出されているのかについて、ある程度把握することが可能になっている。本書においては、まさにこうした公開資料を中心に、現在の医療政策がどういう背景のもとにどういった経緯で形成されているのかを中心に解説するように努めた。

　医療機関の経営を考えるに当たって、医療政策の動向はきわめて重要な前提条件となる。このため、個々の医療政策の動きに敏感に反応し、基本的な経営戦略を頻繁に変更しようとする医療機関も見られる。その一方で、医療政策の動向に全く無関心で、「わが道を行く」タイプの医療経営者もいる。しかしながら、これらは、おそらくどちらも適切な対応とは言えない。好むと好まざるとにかかわらず、医療が、他の分野以上に政策の影響を大きく受ける領域であることは間違いない。本書第1章および第2章で示しているように、医療

保険政策および医療提供政策は、わが国の医療のあり方を基本的に規定している。医療機関経営に当たっては、まず、こうした基本的な枠組みを十分に理解する必要がある。その上で、自院が置かれている地域の(現在および将来の)環境を踏まえ、地域における自院の基本的なポジションを定めていくことになる。たとえば、2年に1回改定が行われる診療報酬の動向は医療機関経営にとって重要であり、できる限りその最大活用を図る必要があるが、それもあくまでも自院の基本的なポジショニングを踏まえての話である。ある分野の報酬がたまたまその時の改定で高く評価されたからといって、自院のポジションと関係なく、それを「取りに行く」ような対応は、中長期的に決して有効な戦略であるとは言えない。

　読者諸兄姉は、本書の各章を丹念に学び、できればそこで引用している各種の報告書等の公開資料を自ら当たってみることを通じて、医療政策の動向をぜひ構造的に理解していただきたい。本書は、医療経営士初級レベルのテキストであるが、こうした学習方法は、さらに上級のレベルにおいても共通のものである。ちなみに、筆者がかつて所属していた九州大学医療経営・管理学専門職大学院においては、これを「原典主義」(できる限り「孫引き」ではなく、「原典」に当たること)と称していた。今後の学習の参考にしていただければ幸いである。

尾形　裕也

目次 contents

はじめに ………………………………………………………………… ii

第1章 医療保険制度の仕組み

1 公的医療保険制度の歴史 ………………………………………… 2
2 国民皆保険の基本構造 …………………………………………… 4
3 高齢者医療制度改革の歴史 ……………………………………… 8
4 国民医療費の推移と財源調達の仕組み ………………………… 11
5 国民医療費の使途 ………………………………………………… 14
6 診療報酬・薬価基準制度の仕組み ……………………………… 16
7 診療報酬改定 ……………………………………………………… 19
8 いわゆる「混合診療」をめぐる問題 …………………………… 23
9 わが国の医療保障制度の国際的な位置付け …………………… 26

第2章 医療提供体制の仕組み

1 わが国の医療提供体制の特徴 …………………………………… 34
2 医療法の概要と改正の歴史 ……………………………………… 40
3 医療計画の仕組みと役割 ………………………………………… 44
4 地域医療構想（1） ……………………………………………… 47
5 地域医療構想（2） ……………………………………………… 52
6 地域医療構想（3） ……………………………………………… 55
7 救急医療体制の現状と課題 ……………………………………… 58
8 医師の養成をめぐる諸問題 ……………………………………… 63
9 医療事故と医療安全対策 ………………………………………… 68
10 医療におけるICT化の進展 ……………………………………… 72

第3章 最近の医療政策をめぐる動向と今後の展望

1. 少子高齢化の進展と医療政策の課題……………………80
2. 社会保障・税一体改革の概要……………………86
3. 在宅医療の推進と地域包括ケアの構築……………………88
4. 療養病床の再編……………………94
5. 公立病院の経営改革……………………97
6. 医療従事者の需給推計……………………102
7. 専門医制度の動向……………………104
8. 国民健康保険の改革……………………106
9. 医療費の適正化……………………109
10. 経済成長戦略と医療……………………112

【コラム】①協会けんぽの都道府県支部別保険料率……………………7
②DPC/PDPSの概要……………………21
③医療提供体制改革の基本的方向性……………………39
④インフォームド・コンセント……………………43
⑤医療資源投入量の推移……………………51
⑥多死社会とQOD……………………85
⑦サービス付き高齢者向け住宅……………………93
⑧公立病院改革事例集……………………101
⑨国保の構造問題と対応の方向性……………………108

索引……………………120

第1章
医療保険制度の仕組み

1. 公的医療保険制度の歴史
2. 国民皆保険の基本構造
3. 高齢者医療制度改革の歴史
4. 国民医療費の推移と財源調達の仕組み
5. 国民医療費の使途
6. 診療報酬・薬価基準制度の仕組み
7. 診療報酬改定
8. いわゆる「混合診療」をめぐる問題
9. わが国の医療保障制度の国際的な位置付け

公的医療保険制度の歴史

1 戦前の歴史

　わが国の公的医療保険制度は、太平洋戦争以前から一定の発展を示している（表1－1）。健康保険法は1922（大正11）年に制定、公布された。その背景には、1917年のロシア革命による世界初の社会主義政権の出現およびその後の労働運動の高まりがあったとされている。これは、1880年代のドイツにおけるビスマルクによる疾病保険制度を含む社会保険制度の創設にならったものであった。また、1938（昭和13）年には、内務省から分離独立した新設の厚生省の第1号法案として国会に提出された国民健康保険法が制定されている。これは、1929年の世界恐慌に続くいわゆる昭和恐慌の中で疲弊した農村の窮乏を救済し、農民の医療費負担を軽減するための方策として実施に移されたものであった。そして、その後、これらの制度の適用拡大により、太平洋戦争中の1942、43（昭和17、18）年ごろには、国民皆保険体制の実現寸前まで発展していたと言われている。しかしながら、戦局の悪化の中で、残念ながら、これらの制度も急速にその実体を失い、1945（昭和20）年の敗戦時には、ほとんど崩壊状態にあった。

2 戦後：皆保険体制の成立から福祉元年まで

　こうした医療保険制度を含む社会保障制度は、戦後、新憲法の下で再建、再構築への動きが始まった。そうした中で、医療保険については、1950年代後半から準備が進められ、1961（昭和36）年には、国民健康保険法の強制適用によって、いわゆる国民皆保険体制の実現を見た。その後、経済の高度成長期を通じて、医療保険制度はその給付内容や給付水準の改善が図られた。そして、「需要が供給を引っ張る」形で、医療提供体制の整備も急速に進んだ。1973（昭和48）年には、医療や年金等社会保障制度全般の大幅な改善が行われ、「福祉元年」と呼ばれている。医療に関しては、一部の自治体で実施されていた老人医療費の無料化が国全体として実施された。しかし、同年はたまたま同時に、秋に勃発した第4次中東戦争を契機とする第1次石油危機（オイル・ショック）の年にも当たっており、この年を画期として、日本経済は高度成長期を終え、新たな局面に入った。

3 医療保険制度改革の時代

　老人医療費の高騰による医療保険財政悪化の中で、1982(昭和57)年には、老人保健制度が創設され、1973年以来の老人医療費無料化政策は改められ、定額の患者一部負担が導入されるとともに、老人医療費に関する保険者間の新たな負担分担方式として、拠出金制度が創設された。その後、1984(昭和59)年の健康保険法改正による被用者保険本人の患者1割負担の導入および退職者医療制度の創設、1987(昭和62)年の老人保健法の改正による拠出金制度の強化等、80年代を通じて大きな制度改正が相次いで実施に移された。

　さらに、90年代に入ると、大きな社会問題となっていた高齢者の介護問題に対処するため、1997(平成9)年には介護保険法が制定され、2000(平成12)年4月から実施に移されている。また、その後の医療費の伸び率と経済成長率との乖離による医療保険財政の悪化を背景として、医療保険制度の「抜本改革」の議論が盛んに行われるようになった。そして、2006(平成18)年には、「医療制度構造改革」と呼ばれる大きな制度改革が実現し、ほぼ現在の制度的な枠組みができ上がった。その後、2014(平成26)年、2015(平成27)年と、制度改正が続き、改革は新たな局面に入っている。

表1-1　公的医療保険制度の歴史

年	内容
1922年	健康保険法(以下、健保法)制定、公布(1927年施行)
1938年	国民健康保険法制定
1961年	国民皆保険、皆年金体制確立
1973年	「福祉元年」(老人医療費無料化、健保家族給付率引上げ等)
1982年	老人保健制度創設(定額一部負担、拠出金制度、保健事業等)
1984年	健保法等改正(退職者医療制度創設、健保本人1割負担導入等)
1987年	老人保健法改正(按分率100％、老人保健施設創設等)
1988年	国民健康保険法改正(保険基盤安定制度、地域医療費適正化対策等)
1997年	健保法等改正(健保本人2割負担、薬剤一部負担導入等)
2000年	介護保険制度創設、健保法等改正(老人上限付き1割負担導入等)
2002年	健保法等改正(健保本人3割負担、老人保健制度見直し等)
2006年	医療制度構造改革
2014年	地域医療介護総合確保推進法成立
2015年	国民健康保険法改正(都道府県単位の運営へ)

筆者作成

② 国民皆保険の基本構造

1 国民皆保険の仕組み

　表1-2に示したように、日本の公的医療保険制度は、複数の制度に分立している。大別すれば、被用者（サラリーマン）のための被用者保険制度、退職者や自営業者等の地域住民を対象とする市町村国民健康保険制度（市町村国保）および75歳以上の高齢者を対象とする後期高齢者医療制度に分けられる。これらはいずれも法令に基づき、国民皆保険体制の一環として位置付けられている公的医療保険制度である。そして、その全体の基盤を構成しているのが市町村国保であり、すべての地域住民は、まず市町村国保の被保険者になることとされている。そして、そこから、他の公的医療保険制度によってカバーされる者は「適用除外」されるという構成がとられている（このほか生活保護法による保護を受けている世帯に属する者等が適用除外とされている）。その結果、現役の被用者および被扶養者（加入者）として他の公的医療保険制度でカバーされている間は市町村国保の適用から外れているが、定年等によって企業等を退職すると、居住している地域の市町村国保に戻ってくることになる。このことが市町村国保の被保険者に高齢者が多くなることの主因となっている。以上が、「国民皆保険」の基本的な仕組みであり、市町村国保は、わが国の医療保険制度の「扇の要」として、皆保険体制を支えているのである。

2 公的医療保険制度の概要

(1) 全体像

　表1-2を見ると、わが国の公的医療保険制度は、企業や政府に雇用される者（被用者）およびその扶養家族を対象とする被用者保険と、それ以外の地域住民を対象とする国民健康保険の2つに大別されていることがわかる。このほか、原則として75歳以上の高齢者を対象とする後期高齢者医療制度がある。これらは、全体で3,000を超える数の運営主体（保険者）に分かれている。ただし、制度は分かれていても、基本的な保険給付は各制度共通であり、給付内容に大きな違いはない。医療機関への費用支払い方式である診療報酬も各制度共通であり、公的医療保険制度の加入者はどの制度に属していようと、文字どおり

国民皆保険の基本構造 ❷

表1-2 日本の公的医療保険制度の概要(平成29年6月現在)

制度名	保険者 (平成28年3月末)	加入者数 (平成28年3月末) 本人 家族 千人	保険給付					財源	
			医療給付				現金給付	保険料率	国庫負担・補助
			一部負担	高額療養費制度、 高額医療・介護合算制度	入院時食事 療養費	入院時生活 療養費			
健康保険	一般被用者	協会 けんぽ	全国健康 保険協会	37,165 [21,577 15,587]	義務教育就学後 から 70歳未満 3割 義務教育就学前 2割 70歳以上75歳 未満 2割 (※) (現役並み所得者 3割) (※)平成26年 3月末までに既に70 歳に達している者 1 割	〈高額療養費制度〉 ・自己負担限度額 (70歳未満の者) (年収約1,160万円〜) 252,600円+(医療費-842,000円)×1% (年収約770〜約1,160万円) 167,400円+(医療費-558,000円)×1% (年収約370〜約770万円) 80,100円+(医療費-267,000円)×1% (〜年収約370万円) 57,600円 (住民税非課税) 35,400円 (70歳以上75歳未満の者) (現役並み所得者) 80,100円+(医療費-267,000円)×1%、 外来(個人ごと) 44,400円 (一般) 44,400円、外来(個人ごと) 12,000円 (住民税非課税世帯) 24,600円、外来(個人ごと) 8,000円 (住民税非課税世帯のうち所得の低い者) 15,000円、外来(個人ごと) 8,000円 ・世帯合算基準額 70歳未満の者については、同一月における21,000円以上の負担が複数の場合は、これを合算して支給 ・多数該当の負担軽減 12カ月間に3回以上該当の場合の4回目からの自己負担限度額 (70歳未満の者) (年収約1,160万円〜) 140,100円 (年収約770〜約1,160万円) 93,000円 (年収約370〜約770万円) 44,400円 (〜年収約370万円) 44,400円 (住民税非課税) 24,600円 (70歳以上の現役並み所得者) 44,400円 ・長期高額疾病患者の負担軽減 血友病、人工透析を行う慢性腎不全の患者等の自己負担 限度額 10,000円 (ただし、年収約770万円超の区分で人工透析を行う70歳未満の患者の 自己負担限度額 20,000円) 〈高額医療・高額介護合算制度〉 1年間(毎年8月〜翌年7月)の医療保険と介護保険における自己負担 の合算額が著しく高額になる場合に、負担を軽減する仕組み。自己負担限 度額は、所得と年齢に応じきめ細かく設定。	〈食事療養標準 負担額〉 ・住民税課税 世帯 1食につき 360円 ・住民税非課 税世帯 90日目まで 1食につき 210円 91日目から 1食につき 160円 ・特に所得の 低い住民税 非課税世帯 1食につき 100円	〈生活療養標準 負担額〉 一般(Ⅰ) 1食につき 460円 +1日につき 320円 一般(Ⅱ) 1食につき 420円 +1日につき 320円 ・住民税非課税 世帯 1食につき 210円 +1日につき 320円 ・特に所得の 低い住民税 非課税世帯 1食につき 130円 +1日につき 320円 ※療養病床に入 院する65歳以 上の方が対象 ※難病等の入院 医療の必要性 の高い患者の 負担は食事療 養標準負担額 と同額	・傷病手当金 ・出産育児一 時金 等	10.00% (全国平均)	給付費等の 16.4%
		組合	健康保険組合 1,405	29,136 [15,811 13,324]				同上 (附加給付あり)	各健康保険組 合によって異 なる	定額 (予算補助)
	健康保険法 第3条第2項 被保険者		全国健康 保険協会	19 [13 7]				・傷病手当金 ・出産育児一 時金 等	1級日額390円 11級3,230円	給付費等の 16.4%
船員保険			全国健康 保険協会	124 [58 66]				同上	9.60% (疾病保険料率)	定額
各種共済	国家公務員		20 共済組合	8,774 [4,504 4,270]				同上 (附加給付 あり)	—	なし
	地方公務員等		64 共済組合						—	
	私学教職員		1 事業団						—	
国民健康保険	農業者 自営業者等		市町村 1,716	34,687 市町村 31,822 国保組合 2,864				・出産育児一 時金 ・葬祭費	世帯毎に応益 割(定額)と 応能割(負 担能力に応じ て)を賦課 保険者によっ て賦課算定方 式は多少異な る	給付費等の 41%
			国保組合 163							給付費等の 39.6〜 47.2%
	被用者保険 の退職者		市町村 1,716							なし
後期高齢者 医療制度			[運営主体] 後期高齢者 医療広域連合 47	16,237	1割 (現役並み 所得者3割)	自己負担限度額 外来(個人ごと) (現役並み所得者) 80,100円+(医療費-267,000円)×1% 44,400円 (多数該当の場合) 44,400円 (一般) 44,400円 12,000円 (住民税非課税世帯) 24,600円 8,000円 (住民税非課税世帯のうち所得の低い者) 15,000円 8,000円	同上	同上 ただし、 ・老齢福祉年 金受給者 1食につき 100円	葬祭費 等	各広域連合に よって定めた 被保険者均等 割額と所得割 率によって算 定されている	保険料 約10% ・支援金 約40% ・公費 約50% (公費の内訳) 国:都道府県:市 町村4:1:1

(注)
1. 後期高齢者医療制度の被保険者は、75歳以上の者及び65歳以上75歳未満の者で一定の障害にある旨の広域連合の認定を受けた者。
2. 現役並み所得者は、住民税課税所得145万円(月収28万円以上)以上または世帯に属する70〜74歳の被保険者の基礎控除後の総所得金額等の合計額が210万円以下の者。ただし、収入が高齢者複数世帯で520万円未満若しくは高齢者単身世帯で383万円未満の者、及び旧ただし書所得の合計額が210万円以下の者は除く。特に所得の低い住民税非課税世帯とは、年収入80万円以下の者など。
3. 国保組合の定率国庫補助については、健保の適用除外承認を受けて、平成9年9月1日以降新規に加入する者及びその家族については協会けんぽ並とする。
4. 加入者数は四捨五入により、合計と内訳の和とが一致しない場合がある。
5. 船員保険の保険料率は、被保険者保険料負担軽減措置(0.50%)による控除後の率。

出所:厚生労働省編『平成29年版厚生労働白書』より転載

被保険者証1枚あれば、好みの医療機関にかかることができることになっている。

(2)被用者保険制度

　被用者とその扶養家族を対象とした被用者保険制度は、民間企業に勤務する被用者を対象とした健康保険制度と、公務員等を対象とした共済組合制度に大別される。これらは、制度間で多少の相違はあるが、基本的な仕組みは共通である。たとえば、保険料は、基本

的に(ボーナスを含む)給与をベースに、毎月天引き(源泉徴収)されている。また、被用者負担と同等(またはそれ以上)の事業主負担が投入されている。健康保険の保険者は、中小企業の場合は全国健康保険協会(協会けんぽ)、大企業の場合は健康保険組合である。前者については、都道府県支部単位の財政運営が導入されており、年齢構成や所得水準の相違は調整した上で、地域の医療費の水準を反映した保険料率が都道府県支部ごとに設定されている。後者については、単一企業または同種同業の複数の企業が共同して健康保険組合を設置して運営を行っている。

(3)国民健康保険制度

国民健康保険の保険者は、市町村および国民健康保険組合である。後者は、医師、歯科医師、薬剤師、土木建築など特定の業種について組織されている。上述したように、皆保険体制の要である市町村国保は、高齢者や低所得者が多いことから、その財政基盤が弱く、平均して医療給付費の50％の公費(41％は国庫負担、9％は都道府県負担)が投入されている。また、原則75歳以上の高齢者については、独立した制度として後期高齢者医療制度が創設されている。なお、市町村国保については、都道府県を財政運営の責任主体とすることによって、その財政安定化を目指した法改正が実現しており、2018(平成30)年度から実施されている(第3章第8節を参照)。

column ① 協会けんぽの都道府県支部別保険料率

協会けんぽについては、年齢構成や所得水準の相違は調整した上で、地域の医療費の水準の相違を反映した保険料率が都道府県支部ごとに設定されている。2018（平成30）年度の都道府県支部別保険料率は下表のとおりである。全国平均はちょうど10.00％、最も高い佐賀県（10.61％）と、最も低い新潟県（9.63％）の間には、0.98％の差が生じている。

	平成29年度（％）	↑：引き上げ ↓：引き下げ →：据え置き	平成30年度（％）		平成29年度（％）	↑：引き上げ ↓：引き下げ →：据え置き	平成30年度（％）
北海道	10.22	↑	10.25	滋賀県	9.92	↓	9.84
青森県	9.96	→	9.96	京都府	9.99	↑	10.02
岩手県	9.82	↑	9.84	大阪府	10.13	↑	10.17
宮城県	9.97	↑	10.05	兵庫県	10.06	↑	10.10
秋田県	10.16	↓	10.13	奈良県	10.00	↑	10.03
山形県	9.99	↑	10.04	和歌山県	10.06	↑	10.08
福島県	9.85	↓	9.79	鳥取県	9.99	↓	9.96
茨城県	9.89	↑	9.90	島根県	10.10	↑	10.13
栃木県	9.94	↓	9.92	岡山県	10.15	→	10.15
群馬県	9.93	↓	9.91	広島県	10.04	↓	10.00
埼玉県	9.87	↓	9.85	山口県	10.11	↑	10.18
千葉県	9.89	→	9.89	徳島県	10.18	↑	10.28
東京都	9.91	↓	9.90	香川県	10.24	↓	10.23
神奈川県	9.93	→	9.93	愛媛県	10.11	↓	10.10
新潟県	9.69	↓	9.63	高知県	10.18	↓	10.14
富山県	9.80	↑	9.81	福岡県	10.19	↑	10.23
石川県	10.02	↑	10.04	佐賀県	10.47	↑	10.61
福井県	9.99	↓	9.98	長崎県	10.22	↓	10.20
山梨県	10.04	↓	9.96	熊本県	10.14	↓	10.13
長野県	9.76	↓	9.71	大分県	10.17	↑	10.26
岐阜県	9.95	↓	9.91	宮崎県	9.97	→	9.97
静岡県	9.81	↓	9.77	鹿児島県	10.13	↓	10.11
愛知県	9.92	↓	9.90	沖縄県	9.95	↓	9.93
三重県	9.92	↓	9.90				

※40歳から64歳までの方（介護保険第2号被保険者）は、これに全国一律の介護保険料（1.57％）が加わる。

出所：全国健康保険協会ホームページより転載

3 高齢者医療制度改革の歴史

1 問題の背景

　図1－1に示したように、年齢階級別にみた医療費は、乳幼児期を除き、年齢とともに高くなっていることがわかる。ちなみに、2013（平成25）年度の後期高齢者（原則75歳以上の者）1人当たりの国民医療費は90.3万円となっている。少子高齢化が急速に進むわが国においては、こうした高齢者の医療費をどのようにまかなっていくかは、医療政策上の最大の課題の1つであり続けている。

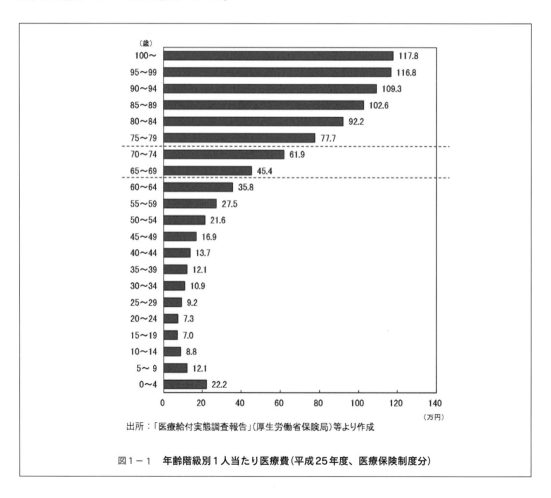

出所：「医療給付実態調査報告」（厚生労働省保険局）等より作成

図1－1　年齢階級別1人当たり医療費（平成25年度、医療保険制度分）

2　高齢者医療制度の推移

　本章第1節に記したように、1973(昭和48)年のいわゆる「福祉元年」において導入された老人医療費の無料化は、わが国の医療保険制度、とりわけ高齢者の加入割合が高い国民健康保険に甚大な影響を及ぼした。無料化による老人の受診率の急騰は、「病院が老人のサロンと化した」と揶揄されるような状況を生み出し、市町村国保、ひいては皆保険体制が危機に瀕する事態をもたらした。そうした中で、種々の改革案が検討され、結局、高齢者の医療費を各保険者が共同して負担し、市町村国保を支える仕組みとして、1983(昭和58)年から老人保健制度が実施に移された。これによって、国保の財政危機はひとまず回避された。しかしながら、老人保健制度については、制度の実施主体(市町村)と拠出金の負担者(各医療保険制度)が乖離しており、制度運営の責任主体が不明確であるといった批判の声があり、特に拠出金負担が増加し続ける健保組合からの不満が強かった。

　一方、老人保健制度と併せて、1984(昭和59)年には退職者医療制度が導入された。これは、定年退職等の後、被用者の多くは市町村国保の被保険者となるが、老人保健制度の対象(当初の対象年齢は70歳であった)になるまでの間の医療費について、退職者自身の支払う保険料と各被用者保険からの拠出金でまかなう制度である。これによって、市町村国保における退職被保険者の医療費については被用者保険の負担となり、国保の財政負担が軽減されることとなった。なお、退職者医療制度についても、制度の実施主体(市町村国保)と費用負担者(各被用者保険制度)の乖離という、老人保健制度と同様の問題点が指摘されていた。

3　現行の高齢者医療制度の導入

　その後、高齢者医療制度のあり方をめぐっては、わが国の医療保険制度における最大の問題として長期間にわたる検討が行われた。そして、結局、2006(平成18)年のいわゆる「医療制度構造改革」において、決着が図られた。高齢者医療については、基本的に前期高齢者(65歳～74歳)および後期高齢者(75歳以上)に分けた制度設計となった。前期高齢者については、従来どおり各医療保険制度に加入した上で、前期高齢者の偏在による保険者間の負担の不均衡を、各保険者の加入者数に応じて調整することとなった。一方、後期高齢者については、いわゆる「独立方式」がとられることになった。後期高齢者医療制度の運営主体については、都道府県ごとに全ての市町村が加入する広域連合(後期高齢者医療広域連合)を設立し、この広域連合が事務処理に当たることとなった。後期高齢者医療制度の財源は、後期高齢者自身の支払う保険料(約1割)に加えて、公費(約5割)、各医療保険制度からの支援金(約4割)によってまかなわれる。このうち、公費については、国、都道府県、市町村が4：1：1の割合で負担する。また、後期高齢者支援金の額は、基本的に各

医療保険制度の加入者数に応じて算定されるが、特定健康診査等の実施およびその成果に係る目標の達成状況等を勘案して±10％の範囲で増減が行われることとなっている（図1－2）。後期高齢者医療制度については、制度発足当初は批判の声が多く、民主党（当時）は、その廃止を公約していたが、結局実現できず、今日に至っている。

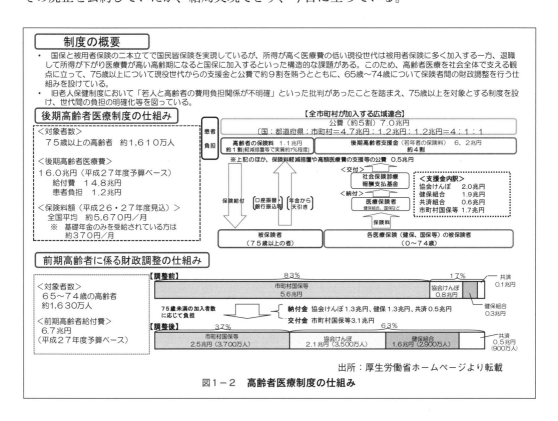

図1-2　高齢者医療制度の仕組み

国民医療費の推移と財源調達の仕組み

1　国民医療費の推移

　この節では、わが国の医療費の水準を示すデータとしてよく用いられる「国民医療費」について取り上げてみよう。国民医療費は、当該年度内の医療機関等における病気やけがの治療に要する費用を推計したデータである。国民医療費には、診療費、調剤費、入院時食事・生活医療費、訪問看護医療費等が幅広く含まれている。一方、国民医療費は「傷病の治療費」に範囲を限定しているため、正常な妊娠や分娩等に要する費用、健康診断や予防接種等の予防的な費用、さらにはいわゆる差額ベッド代や歯科差額等は含んでいないことに留意する必要がある。

　図1-3に、国民医療費とその対国民所得・国内総生産比率の推移を示した。これを見ると、平成に入ってから国民医療費の国民所得に対する比率は、ほぼ右肩上がりで上がってきていることがわかる。ただ、よく見ると、平成12年度と平成18年度において、国民医療費の対国民所得比率は低下している。これは、平成12年度については、同年度から施行された介護保険制度の影響である。従来、老人医療費でカバーされていた老人保健施設に係る経費や療養病床に係る経費（の一部）等が介護保険へ移行したため、見かけ上、医療費は下がったように見えているが、実質的にはこの年も医療費は増大している。また、平成18年度については、いわゆる医療制度構造改革における診療報酬の大幅な引下げの影響である。国民医療費の対国民所得比率は、平成19年度まで8％台で推移していたが、平成20年度に9％を突破し、翌年度の平成21年度には10％台に突入した。そして、平成27年度現在10.91％となっている（総額42兆3,644億円）。この間の医療費の伸び自体が際立って高いわけではない（せいぜい年率3％台）が、バブル経済崩壊後のわが国の経済の不振によって、結果的に経済に占める医療費の割合が上昇してきている。「医療費適正化」の必要性が強調されるゆえんである。

2　国民医療費の財源

　表1-3に、国民医療費の財源別構成を示した。これを見ると、保険料が5割弱で最も大きく、次いで公費38.9％、患者負担11.6％となっている。まず、保険料の割合が最も

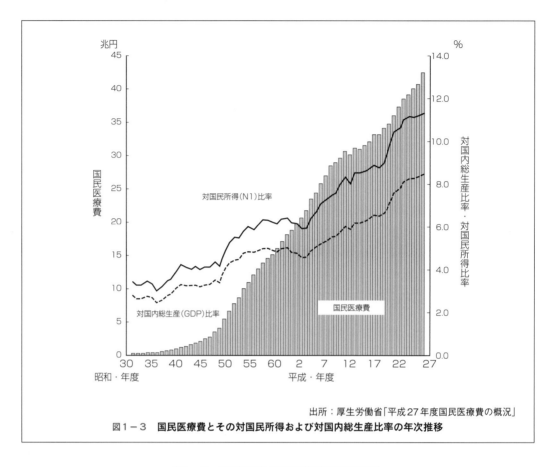

図1-3 国民医療費とその対国民所得および対国内総生産比率の年次推移

出所：厚生労働省「平成27年度国民医療費の概況」

表1-3 国民医療費の財源構造（平成27年度）

公　費	38.9％　（国庫 25.7％、地方 13.2％）
保険料	48.8％
患者負担	11.6％

出所：厚生労働省「平成27年度国民医療費の概況」より作成

大きいことは、わが国が基本的に「社会保険方式」をとっていることから、当然の結果である。しかしながら、この割合は「社会保険方式」という割には、5割を切っており、国際的に見ても決して高い水準とは言えない。実は、かつては保険料の割合は6割を超えていた時代もあったが、近年低下傾向にある。その最大の要因は、公費投入の拡大である。表1-2（5ページ参照）に示したように、公費投入の割合は、各医療保険制度一律ではない。共済組合や健保組合のように原則公費投入がない制度もあれば、国保や後期高齢者医療のように給付費の50％公費が投入されている制度もある（医療扶助は当然公費100％である）。つまり、公費については、各制度の財政力に応じた傾斜配分が行われているのである。財政力の弱い国保や後期高齢者医療制度には手厚い公費が投入されているのに対し、財政力が強い健保組合や共済組合には原則として公費は投入されていない。逆に言えば、こう

国民医療費の推移と財源調達の仕組み ❹

した公費の傾斜配分によって、現在の皆保険体制が支えられていると言える。そして、近年の経済状況等を反映して、健保組合や共済組合は縮小傾向にあるのに対し、国保や後期高齢者医療制度は拡大基調にある。この結果、全体として公費の割合が増大し、保険料の割合が低下してきているのである。

次に、患者負担の割合が11.6％に留まっているというのは、やや意外な事実かもしれない。通常は、患者負担は3割のはずである。患者負担がこのように低い水準にあることの理由は2つある。まず、第1に、3割負担と記したが、すべての国民が3割負担となっているわけではない。高齢者については、現役並みの所得水準の人は3割負担だが、多くは1割ないしは2割負担である。また義務教育前の児童は2割負担だし、この他特定の疾病等について公費負担医療があり、患者負担が軽減されている。第2に、いわゆる高額療養費制度の存在が大きい。高額療養費制度は、1973（昭和48）年の「福祉元年」に導入された制度であるが、家計の医療費負担が過重なものとならないよう、高額な医療費について、患者負担を軽減し、保険から給付するものである。図1-4にその概要を示したが、高額な医療については患者負担が大幅に軽減されていることがわかる。

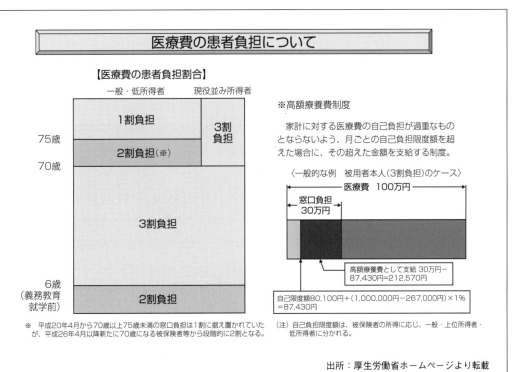

図1-4　高額療養費制度の仕組み

5 国民医療費の使途

1 国民医療費の診療種類別構成

　次に、40兆円余の国民医療費がどこに使われているのかを見てみよう。**表1－4**には、国民医療費の診療種類別構成を示した。これを見ると、入院医療費が4割弱で最も高く、次いで入院外医療費、調剤医療費等の順となっていることがわかる。しかしながら、平成21年度までは、入院外医療費が入院医療費を上回っており、この比率は近年逆転したものである。その最大の要因は、調剤医療費の急激な伸びに求められる。医薬分業ないしは院外処方が急速に進んだ結果、**表1－4**に示したように、近年調剤医療費の割合は急増している。院内処方の場合は、この調剤医療費は、入院外医療費に含まれていたものであり、それが外に出ることによって、結果的に入院外医療費の割合が低下しているものと考えられる。

　また、訪問看護医療費の割合はわずか0.4％であり、しかも平成26年度までは0.3％に留まっていた。在宅医療の必要性が叫ばれている中では、あまりにも低い比率と言えるだろう。しかしながら、実は、訪問看護に関しては、この他に介護保険から支払われる分があり、こちらの方が額としては大きいことに留意する必要がある。

　全体として、国民医療費の2分の1（50.0％）は病院で、また2割強（20.9％）が医科の診療所（一般診療所）で使われていることがわかる。わが国の医療費は、**表1－3**に示したように、患者負担を除けば、保険料か税金という強制的に徴収されるお金」（公租公課）によってまかなわれている。医療費の適切な使用が強く求められるゆえんである。

表1－4　国民医療費の診療種類別構成（平成27年度）

入院	36.8％	（病院35.8％　一般診療所0.9％）
入院外	34.2％	（病院14.2％　一般診療所20.0％）
歯科	6.7％	
調剤	18.8％	（平成12年度9.2％、平成4年度3.0％）
入院時食事*	1.9％	
訪問看護	0.4％	

＊入院時食事・生活医療費
出所：厚生労働省「平成27年度国民医療費の概況」より作成

2　国民医療費の費用構造

　図1－5に、国民医療費が医療機関におけるどういった費用に充当されているのかを推計したデータを示した。これは、平成26年度国民医療費について推計したものなので、少し年次が古いが、大筋では現在でも妥当するものと思われる。まず、医療サービス従事者の費用（人件費）が全体の半分弱を占めていることがわかる。次いで医薬品費が2割以上を占めており、この2つの費用で全体の費用の7割近く（69.4％）を占めていることになる。医療機関経営においては、「入るを量る」とともに、「出ずるを制する」コスト管理が重要であるとよく言われる。その場合、しばしば人件費と薬剤費の管理が大きな問題になるのもうなずけるデータであると言えよう。

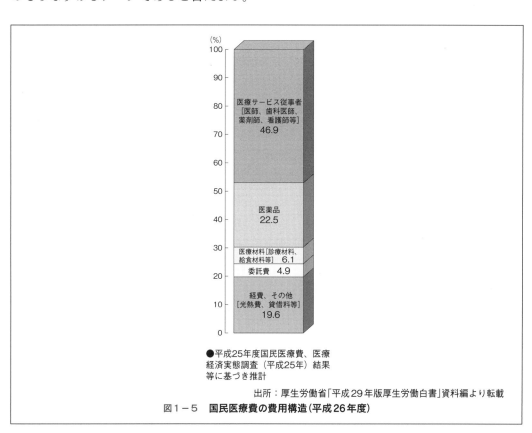

図1－5　国民医療費の費用構造（平成26年度）

診療報酬・薬価基準制度の仕組み

1　診療報酬の位置付け

　診療報酬とは、医療機関等が患者に対して提供した医療サービスの対価として保険者が支払うおカネのことである。図1-6に、日本における医療サービスとカネの基本的な流れを示した。こうした基本的なフロー図については十分理解し、自ら描けるようになってもらいたい。まず、患者が病院や診療所等の医療機関にかかると、実際にかかった医療費のうち、窓口一部負担(原則3割)を支払うが、残り(原則7割)については、医療機関は請求書(診療報酬明細書：レセプト)を作成し、保険者に対してその支払いを請求する。実際には、図1-6のように、診療報酬は、保険者から審査支払機関によるレセプトの審査を経て、医療機関等に支払われている。審査支払機関としては、国保の場合は国民健康保険団体連合会(国保連)に、健保の場合は社会保険診療報酬支払基金(支払基金)に委託されているので、医療機関は基本的にレセプトをこの2種類に区分けして請求すればよいことになっている。現在、診療報酬は、診療した月の2か月後に医療機関に支払われている。

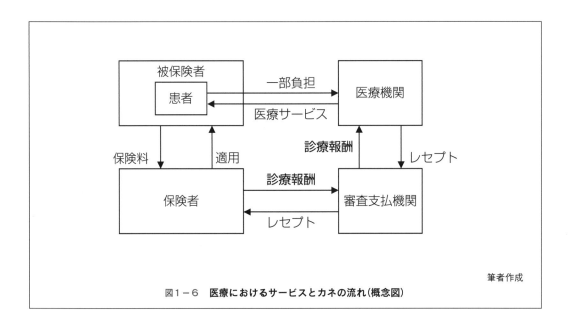

図1-6　医療におけるサービスとカネの流れ(概念図)

筆者作成

2　診療報酬の支払方式

　診療報酬の支払方式に関しては、日本においては、基本的に入院も外来も、診療サービスごとに価格が決められている出来高払い制(Fee for service)が採用されてきた。しかしながら、国際的には、入院医療については、総額予算制、出来高払い制、入院一日定額制、一件当たり定額制等が、また外来医療については、給与制、人頭払い制、出来高払い制等が、といった具合にいろいろな支払方式がある。わが国における診療報酬は、基本的に出来高払いに基づく診療報酬点数表において、診療行為ごとに細かく点数が設定されており、これに原則1点単価10円を乗じて計算されている。点数表は、医科、歯科、調剤の3つに分かれている。

　このうち、医科診療報酬点数表は、基本診療料と特掲診療料に分けられている（表1－5）。基本診療料は初診料、再診料の他、入院基本料、入院基本料等加算、特定入院料、短期滞在手術等基本料から成っている。特掲診療料は、基本診療料として一括して支払うことが適当でない特定の診療行為に対して個々に点数評価を行うものであり、表1－5に示したように、医学管理、在宅医療、検査、画像診断、投薬、注射、手術等13の項目から成っている。

表1－5　医科診療報酬点数表の概要

第1章　基本診療料
第1部　初・再診料
第2部　入院料等
第2章　特掲診療料
第1部　医学管理等
第2部　在宅医療
第3部　検査
第4部　画像診断
第5部　投薬
第6部　注射
第7部　リハビリテーション
第8部　精神科専門療法
第9部　処置
第10部　手術
第11部　麻酔
第12部　放射線治療
第13部　病理診断
第3章　介護老人保健施設入所者に係る診療料
第4章　経過措置

出所：「診療報酬の算定方法」(平成20年厚生労働省告示第59号)別表第一より作成

3　薬価基準制度

　薬価基準とは、公的医療保険の対象として使用される薬剤の薬価を定めたものである。現在、薬価基準に収載されている品目は約1万6,000程度ある。医療機関は、医薬品卸とのいわゆる薬価交渉により、通常薬価基準より低い価格（市場実勢価格）で医薬品を購入しており、その差額が「薬価差益」ということになる。薬価については、こうした薬価差を縮小する観点から、診療報酬改定において引下げが行われてきている（表1－6、20ページ参照）。

　医薬品は、新たな効能や効果を有し治験等を通じて承認された「先発医薬品」と、先発医薬品の特許が切れた後に、先発医薬品と成分や規格等が同一で、同等の臨床効果が得られるものとして承認された「後発医薬品」（いわゆる「ジェネリック医薬品」）に分けられる。近年の医療政策においては、医療保険財政や患者負担の軽減といった観点から、後発医薬品の普及が進められているが、先進諸国の中では、わが国における後発医薬品のシェアは高くない。後発医薬品と後発医薬品のある先発医薬品をベースとして計算した後発医薬品の数量シェアの目標として、2018（平成30）年度から2020（平成32）年度までの間に、80％以上を目指すこととされている（経済財政運営と改革の基本方針2015。なお、2015〔平成27〕年9月現在の数量シェアは56.2％である）。

4　出来高払いと包括払い

　出来高払い方式は、新規の医療技術の採用に有効であるという利点がある一方で、過剰診療を招きやすいという批判の声が根強くあったが、個々の診療行為ごとにきめ細かい評価ができることもあって、長らく日本の診療報酬評価の主軸をなしてきた。しかしながら、近年こうした状況は変わりつつある。特に急性期の入院医療を中心に、一日当たり包括払いのDPC/PDPS（Diagnosis Procedure Combination/ Per-Diem Payment System：診断群分類別包括支払い制度。以下、略してDPCと呼ぶ）が2003（平成15）年から導入され、急速に普及しつつある。2016（平成28）年度においては、DPC対象病院は1,667施設（見込み）となっており、一般病床の病床総数の55％を占めている。DPC対象病院は、Ⅰ群からⅢ群の3つに区分されており、群別の基礎係数が設定されている。Ⅰ群は大学病院本院であり、81病院となっている。Ⅱ群は、Ⅰ群に準ずる高機能な病院であるが、140病院が指定されている。残りの1,446病院はⅢ群であり、圧倒的多数を占めていることがわかる。また、慢性期医療についても、療養病床の診療報酬については、2006（平成18）年度以降、入院患者の状態を、医療の必要度（医療区分）と介護の必要度（ADL区分）によって分類して包括払いする方式が採用されている。

7 診療報酬改定

1 診療報酬改定のプロセス

　診療報酬については、2年に1度改定を行うことが慣習として定着してきている。その改定プロセスについては、2段階に分けて考えることができる。まず、改定を実施するかどうか、また実施するとした場合の改定の基本的な方向性については、社会保障審議会(医療部会および医療保険部会)において議論され、改定の前年の年末までに「〇年度診療報酬改定の基本方針」が両部会合同の形で決定される。たとえば、平成30年度改定の場合を例に取れば、平成29年12月11日に改定の基本方針が両部会合同で決められている。そして、年末の政府の予算編成過程の中で全体の改定率が決定される。ここまでが第1段階であるが、これだけでは改定の全体像や方向性は示されているが、具体的な個々の診療報酬項目の取扱いは明らかではない。

　第2段階として、個別の診療報酬改定項目の細部を検討し、決定する場が中央社会保険医療協議会(中医協)である。中医協は、支払側委員7名、診療側委員7名、公益委員6名の計20名から構成されている。この他、(10名以内の)専門委員として、看護や医薬品等の専門家が参加している。中医協は、上述した改定の基本方針や全体の改定率を踏まえ、具体的な改定内容を決めていくことになる。しかし、年明けから3月までの限られた時間で膨大な改定内容を決定していかなければならないため、前年から部会や小委員会、調査専門組織といった下部組織等を通じて予備的な検討を積み重ねているのが実際の姿である。

2 近年の診療報酬改定率の推移

　表1-6に最近11回の診療報酬改定率の推移を示した。診療報酬の改定率は大きく診療報酬本体と薬価等(薬価および医療材料価格)の2つに分けて考えることができる。このうち、薬価等については、第6節で説明したように、公定価格と市場実勢価格の差を縮小する形の改定となるので、基本的にマイナス改定となる。これに対して、診療報酬本体については、2000(平成12)年度までは常にプラス改定が維持されてきた。もちろん薬価等まで含めたトータルの改定率については、プラスだったりマイナスだったりする(表1-

表1-6　診療報酬改定率の推移

	平成10年	平成12年	平成14年	平成16年	平成18年	平成20年	平成22年	平成24年	平成26年	平成28年	平成30年
診療報酬	1.5	1.9	△1.3	0	△1.36	0.36	1.55	1.38	0.73*	0.49	0.55
薬価等	△2.8	△1.7	△1.4	△1.0	△1.8	△1.2	△1.36	△1.38	△0.63**	△1.33	△1.74
合計	△1.3	0.2	△2.7	△1.0	△3.16	△0.82	0.19	0.004	0.1	△0.84	△1.19

	平成15年	平成18年	平成21年	平成24年	平成27年	平成30年
介護報酬	△2.3	△2.4	3.0	1.2	△2.27	0.54

* 消費税率引上げに伴うコスト増への対応分 0.63％
** 消費税率引上げに伴うコスト増への対応分 0.73％

*** 平成28年の薬価改定には、この他、合計△0.47％の適正化措置が取られているので、これらを考慮すると、実質的にはトータルで△1.31％のマイナス改定となる

筆者作成

6でも平成10年度のトータルの改定率は△1.3％なのに対し、平成12年度のトータルの改定率はプラス0.2％となっている)。しかし、診療報酬本体の改定率については常にプラス改定であった。これが初めて破られたのが、小泉内閣の下での2002(平成14)年度の改定であり、初めて診療報酬本体がマイナス改定とされた。薬価等はもちろんマイナス改定なので、この年はトータルで△2.7％という大幅なマイナス改定となっており、国民医療費全体についても対前年度比でマイナス成長となった。

その後、2006(平成18)年度には2回目の診療報酬本体のマイナス改定が実施された。しかも薬価等まで含めたトータルの改定率では△3.16％という、これまでで最大のマイナス改定となった。この年は、小泉内閣の下で医療制度構造改革が実施された年であり、その一環として診療報酬についても非常に厳しい見直しが行われた。そうした中で、平成18年度の改定においては、入院基本料における看護職員の配置基準について、いわゆる「7対1看護」が導入されたことが注目される。

その後、2009(平成21)年には旧民主党政権への歴史的な政権交代があり、その最初の診療報酬改定である2010(平成22)年度改定においては、診療報酬本体がプラス1.55％と引き上げられ、トータルの改定率もプラス0.19％となった。これは、平成12年度改定以来、実に10年ぶりのプラス改定であった。しかしながら、続く2012(平成24)年度改定においては、トータルの改定率は0.004％と、限りなくゼロに近い改定率となった。このことは、財源の手当てなしに診療報酬を引き上げることの困難さを表わしていると言えよう。

平成24年末には再び自公政権への政権交代があり、その後、3回の改定が行われているが、消費税率引上げの影響等もあり、いずれもトータルでは実質マイナス改定となっている。表1-6を全体として見れば、この20年間の診療報酬改定率は多少の変動はあるものの、厳しい状況が続いていることがわかる。なお、介護報酬の改定は、3年に1回行

われており、診療報酬との同時改定は6年に1回ということになる。これまで、平成18、24、30年度と3回の同時改定が行われている。

column ② DPC/PDPSの概要

①DPC（診断群分類）とは

入院期間中に医療資源を最も投入した「傷病名」と、入院期間中に提供される手術、処置、化学療法などの「診療行為」の組み合わせにより分類された患者群のことである。現在2,873の診断群分類が設定されており、このうち、2,309分類について、均質性が担保されていると考えられたことから、1日当たり（per diem）の包括点数が設定されている。

②包括点数の設定方法

診療報酬の額は、DPC（診断群分類）毎に設定される包括評価部分と出来高評価部分の合計額となる。入院基本料、検査、画像診断、投薬、注射、1,000点未満の処置等が包括評価部分とされている。包括評価部分は、1日当たり点数（3段階の階段設定）に在院日数と医療機関ごとに設定された係数（医療機関別係数）を乗じて算出される。また、医学管理、手術、麻酔、放射線治療、1,000点以上の処置等については、出来高評価部分とされている（図Ⅰ）。

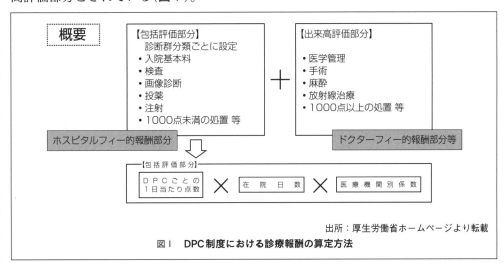

出所：厚生労働省ホームページより転載

図Ⅰ　DPC制度における診療報酬の算定方法

③医療機関別係数の設定方式

DPC/PDPSの包括評価では、患者レベルの医療資源投入量の違いをDPC（診断群分類）および在院日数の設定により対応し、医療機関レベルの違いは医療機関別係数

により対応している。また、2012（平成24）年診療報酬改定において、病院群を3群に分けてそれぞれの基礎係数が設定された。このうち、経過的な措置である調整係数は段階的に基礎係数および機能評価係数Ⅱへ置き換えることとされおり、2018（平成30）年の診療報酬改定において置き換えが完了した（図Ⅱ）。

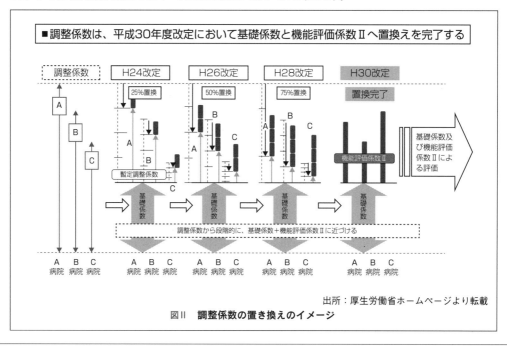

出所：厚生労働省ホームページより転載

図Ⅱ　調整係数の置き換えのイメージ

8 いわゆる「混合診療」をめぐる問題

1 「混合診療」とは何か

　「混合診療」とは、一連の診療行為について、保険診療と自由診療を組み合わせる（混合する）ことを言う。わが国の公的医療保険制度においては、原則として混合診療は禁止されている。混合診療が原則禁止されているのは、1つには「公平性」の問題があるからである。混合診療においては、保険診療を上回る部分は患者負担となるので、これを無制限に認めると、「金持ちは受けられるが、貧乏な人は受けられない」状況となり、皆保険体制が空洞化しかねない危険がある。また、これと併せて、「情報の非対称性」の問題がある。一般に、医療については、サービスを提供する医療者とサービスを受ける患者の間には、質量両面で大きな情報のギャップがある。医療者は長年の専門的な教育や研修、実践を経た医療の専門家であるのに対し、患者は通常は素人である。そこには大きな情報のギャップがあるのは当然であり、「情報の非対称性」があると言われる。こうした状況の下で混合診療を無制限に認めると、「患者は医療提供側の言いなりになってしまう」危険がある。こうした2つの理由から、わが国の公的医療保険制度においては、混合診療は原則として禁止とした上で、一定の条件の下に一部解禁するという構成がとられている。

2 保険外併用療養費制度

　従来、厚生労働大臣が定める高度先進医療や選定療養（いわゆる差額ベッド等）については、医療サービスの基本的な部分は医療保険から療養費（特定療養費）が支払われ、それを超える部分の支払いは、患者の同意の下に医療機関が特別な料金を患者から徴収できる制度が設けられ、混合診療が一部限定的に解禁されてきた。21世紀に入ってから、いわゆる規制改革の議論の中で、混合診療を広く認めるべきであるとする意見が出され、2006（平成18）年の医療制度改革においては、従来の特定療養費制度が「保険外併用療養費」制度に再編され、混合診療の範囲が一部拡大された。保険外併用療養費制度は、①評価療養および②選定療養から成っている。評価療養は、厚生労働大臣が定める高度の医療技術を用いた療養その他の療養であって、保険給付の対象とすべきものであるか否かについて、適正な医療の効率的な提供を図る観点から評価を行うことが必要な療養として厚生労働大臣が

定めるものとされている。また、選定療養は、被保険者の選定に係る特別の病室の提供その他の厚生労働大臣が定める療養とされている。

　保険外併用療養費制度の運用については、その後、対象範囲の拡大が図られてきたが、2015（平成27）年には健康保険法が改正され、第3の類型として③患者申出療養が導入された。患者申出療養は、高度の医療技術を用いた療養であって、当該療養を受けようとする者の申出に基づき、評価療養の対象とすべきかどうか評価を行うことが必要な療養とされている。患者の申出が起点となるという点が新しい類型と言えるだろう。保険外併用療養費制度の概要については、図1－7を参照されたい。

3　混合診療と医療機関経営

　ここで、こうした混合診療と医療機関経営の関係について考えてみよう。わが国においては、ほとんどの医療機関が保険医療機関として保険診療を中心に運営されており、自由診療や混合診療のウェイトは小さい。このことは、医療機関の経営が公定価格である診療報酬によって規定されているということであり、経営上の制約要因であると考えられる。しかし、一方で、自由に価格設定できないということは、医療機関の間での競争が制限さ

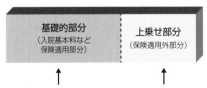

図1－7　保険外併用療養費制度の概要

れており、全体としていわゆる「護送船団」方式で保護されているとも考えられる。近年混合診療は少しずつ拡大される方向にある。このことは、医療機関経営にとっては、経営上の選択肢の拡大であり、チャンスであるととらえることもできるが、同時に経営リスクが拡大する面もあることに留意する必要がある。価格設定を間違えると、予期した収入が得られず、経営上困難な状況に陥る危険が常にあるということである。

第1章 医療保険制度の仕組み

9 わが国の医療保障制度の国際的な位置付け

1 医療保障制度の国際比較

　表1-7には、わが国を含む主要国の医療保障制度の概要を示した。これを見ると、各国の医療保障制度は大きく税方式と社会保険方式に分かれることがわかる。税方式の代表がイギリスであり、NHS（National Health Service：国民保健サービス）と呼ばれる全居住者を対象とする制度が確立している。日本は、ドイツやフランスなどと同じ社会保険方式を採用しているが、その下で皆保険体制をとっていることはすでに述べたとおりである。

　財政方式は異なるが、先進諸国においては、ほぼ全国民をカバーする医療保障制度が整備されているのに対し、やや異色なのがアメリカである。アメリカにおいては、公的な医療保障制度としては、65歳以上の高齢者および障碍者を対象とするメディケアと、低所得者を対象とするメディケイドという制度があるが、それ以外の多くのアメリカ国民は、民間保険に加入してきた。民間保険の場合、加入は任意であるため、多数の「無保険者」が存在することが、アメリカ医療における大きな問題点の1つとされてきた（後述する「オバマケア」改革の前には、全国民の15％を超える無保険者がいたとされている）。そうした中で、オバマ政権の下で、2010年に民間保険加入の原則義務化等を内容とする医療制度改革法が成立し、改革が動き出した（いわゆる「オバマケア」）。しかし、議会で多数を制する共和党はオバマケアに反対しており、オバマケアをめぐっては、国論が2つに分かれている状況が続いている。

2 医療費の国際比較

　医療費を国際比較することには種々の困難が伴うが、OECDのデータに基づいて各国の医療費の状況を比較したのが表1-8である。これを見ると、2013年現在、わが国の総医療費の対GDP比は10.2％で、34か国中8位となっている。OECD平均が8.9％なので、平均を1％強上回った水準である。また、為替レートの問題はあるが、1人当たりでは3,713米ドルで、これは14位に当たる。いずれもアメリカが飛びぬけて高い水準にあるが、わが国はそれに続くグループの中にあると言えよう。

わが国の医療保障制度の国際的な位置付け ⑨

表1-7 主要国の医療保障制度の概要

		日本（2014）	ドイツ（2013）	フランス（2013）	スウェーデン（2013）	イギリス（2013）	アメリカ（2013）
制度類型		社会保険方式 ※国民皆保険 ※職域保険及び地域保険	社会保険方式 ※国民の約88％が加入。※国民は疾病金庫もしくは地域ごとに公的医療保険に加入。一定所得以上の被用者、自営業者、公務員等の被用者は強制適用の対象ではない。（強制適用の対象とならない者に対しては民間医療保険への加入が義務付けられており、事実上の国民皆保険。）	社会保険方式 ※国民皆保険（国民の99％が加入）※被用者は被用者制度、非被用者は制度（自営業者等）といった職域ごとに制度が分立。（強制適用の対象とならない者に対する医療給付は国の制度で対応など。）	税方式による公営の保健・医療サービス ※全居住者を対象 ※広域自治体（ランスティングなど）が提供主体（現金給付は国の事業として実施）	税方式による国営の国民保健サービス（NHS） ※全居住者を対象	社会保険方式（メディケア・メディケイド） ※65歳以上の高齢者及び障害者等を対象とするメディケア、一定の条件を満たす低所得者を対象とするメディケイド。※国民皆保険制度はなく、いかなる医療保険の適用も受けていない者（国民の15.4%（2012））現役世代中心の医療保険は民間保険が中心。
自己負担		3割 義務教育就学前：2割 70歳～74歳：2割（現役並み所得者は3割） 75歳以上：1割（現役並み所得者は3割）	・外来: ※2013年初より同一疾病につき四半期ごとに10ユーロの診療料（紹介状持参者等は無料） ・入院：1日につき10ユーロ定額負担（年28日を限度） ・薬剤：10%定率負担（負担額の上限は10ユーロ、下限5ユーロ）	・外来：30% ・入院：20% ・薬剤：35%（抗がん剤等の代替薬のない高額な有用性の高い薬品は0％、胃薬等は35％、ビタミン剤や有用性の低い薬剤は100%） ※償還制であり、一旦窓口で全額を支払わなければならない。（入院等の場合は現物給付）※自己負担部分を補填する補足医療保険が普及（未済保険組合形式、民間保険が8割が加入） ※上記の定率負担の他、外来診療で1ユーロ、暦年で50ユーロを上限、入院定額負担金（1日18ユーロ、精神科は13.50ユーロ）があり、これについては補足医療保険による償還が禁止されている。	・外来：プライマリケアの場合、1回100～200クローナ。ランスティングが独自に設定、上限は全国一律1年間1,100クローナ、各ランスティングにより低い額を定めることもあり。多くのランスティングでは20歳未満までは無料。 ・入院：1日上限100クローナ（ランスティングが独自に設定） ・薬剤：全国一律の自己負担で、900クローナまでは全額自己負担、年間2,200クローナが自己負担上限	原則自己負担なし ※外来処方箋については処方当たり定額負担、歯科治療については全国一律3種類の定額負担あり。なお、高齢者、低所得者、妊婦等、薬剤については免除者が多い。	入院（パートA）（強制加入） ～60日：$1,184までは自己負担 61日～90日：$296/日 91日～150日：$592/日 ※生涯に60日だけ、それを超えた場合は全額自己負担 151日～全額自己負担 外来（パートB）（任意加入） 年間$147＋医療費の20% 薬剤（パートD）（任意加入） $325まで全額自己負担 $325～$2,970：25%負担 $2,970～$4,750： 47.5%負担（ブランド薬）／79%負担（ジェネリック） $4,750～：5%負担又は$2.65（ジェネリック）／$6.6（ブランド薬の高い方）
財源	保険料	報酬の10.00% （労使折半） ※協会けんぽの場合	報酬額の15.5％ [本人：8.2% 事業主：7.3%] ※全被保険者共通 ※自営業者：本人全額負担	賃金総額の13.85% [本人：0.75% 事業主：13.1%] ※民間商工業労働者が加入する保険制度（一般制度）の場合	なし	なし ※NHS費用の2割現金給付分は、退職年金受給者が加入する国民保険料から充当されている。	入院（パートA） 給与の2.9%（労使折半） 外来（パートB） 月約104.9ドル（全額本人負担） 薬剤（パートD）（平均保険料） 月約40.18ドル（全額本人負担）
	国庫負担	給付費等の16.4% ※協会けんぽの場合	連邦一般予算の健全化のため、2012に補助上限である140億ユーロに減額していた連邦補助金が2013年分は115億ユーロに減額された。	従来、国庫負担は赤字補填分に限定されていたが、1991年から年金生活者の医療、年金拠出金（目的税）からの充当など、一般社会拠出金（目的税）の充当もあり、（税金・賃金所得の7.5%、うち医療が5.29%）	ランスティングの税収（住民税所得等）により患者の自己負担額で賄う。 わずかであるが、国からの一般交付税、補助金あり。	租税を財源としている。	入院（パートA）社会保障税を財源 外来（パートB）費用の約75% 薬剤（パートD）費用の約75%

出所：厚生労働省ホームページより転載

第1章 医療保険制度の仕組み

表1-8　OECD加盟国の医療費の状況（2013年）

詳細データ①　OECD加盟国の医療費の状況（2013年）

国名	総医療費の対GDP比（％）	順位	一人当たり医療費（ドル）	順位	備考	国名	総医療費の対GDP比（％）	順位	一人当たり医療費（ドル）	順位	備考
アメリカ合衆国	16.4	1	8,713	1		アイスランド	8.7	19	3,677	15	
スイス	11.1	2	6,325	2		スロベニア	8.7	19	2,511	22	
オランダ	11.1	2	5,131	4		フィンランド	8.6	21	3,442	17	
スウェーデン	11.0	4	4,904	5		イギリス	8.5	22	3,235	19	
ドイツ	11.0	4	4,819	6		アイルランド	8.1	23	3,663	16	※
フランス	10.9	6	4,124	12		スロバキア	7.6	24	2,010	28	
デンマーク	10.4	7	4,553	7		イスラエル	7.5	25	2,428	24	
カナダ	10.2	8	4,351	10		ハンガリー	7.4	26	1,719	29	
ベルギー	10.2	8	4,256	11		チリ	7.4	26	1,623	30	
日本	10.2	8	3,713	14		チェコ	7.1	28	2,040	27	
オーストリア	10.1	11	4,553	7		韓国	6.9	29	2,275	26	
ニュージーランド	9.5	12	3,328	18		ルクセンブルク	6.6	30	4,371	9	※
ギリシャ	9.2	13	2,366	25		ポーランド	6.4	31	1,530	32	
ポルトガル	9.0	14	2,482	23		メキシコ	6.2	32	1,048	33	
ノルウェー	8.9	15	5,862	3		エストニア	6.0	33	1,542	31	
スペイン	8.9	15	2,928	21	※	トルコ	5.1	34	941	34	
オーストラリア	8.8	17	3,866	13	※						
イタリア	8.8	17	3,077	20		OECD平均	8.9		3,453		

出典：「OECD HEALTH DATA 2015」
（注）1. 上記各項目の順位は、OECD加盟国間におけるもの
　　　2. ※の数値は2012年のデータ

出所：厚生労働省「平成29年版厚生労働白書」資料編

確認問題

問題1 わが国の公的医療保険制度および国民医療費に関する記述のうち、正しいものはどれか。次の選択肢の中から正しいものをすべて選びなさい。

[選択肢]

①各公的医療保険制度の給付水準は、1973（昭和48）年のいわゆる「福祉元年」から3割に統一され、公平化が図られた。

②後期高齢者医療制度の被保険者は、健康保険組合や国民健康保険等の各公的医療保険制度にも加入している。

③健康保険法の制定によって、国民皆保険体制の実現が図られた。

④国民医療費には、予防的な費用は含まれていない。

⑤国民医療費に占める調剤医療費の割合が近年急速に高まっているのは、主として高額薬剤の増加による。

確認問題

解答 1 ④

解説 1

①×：3割に統一されたのは2002（平成14）年の改革である。

②×：これは前期高齢者医療制度の話である。後期高齢者医療制度は独立方式である。

③×：皆保険体制は、国民健康保険（国保）への強制加入化によって、1961（昭和36）年に達成された。

④○：国民医療費は、病気やけがに伴う医療費の推計であり、健診等予防的な経費は含まれない。

⑤×：これは、院外処方、医薬分業の進展の結果である。

確認問題

問題2 わが国の診療報酬・薬価基準制度に関する記述のうち、正しいものはどれか。次の選択肢の中から正しいものをすべて選びなさい。

[選択肢]

①医科診療報酬点数表において、在宅医療は基本診療料に位置付けられている。

②薬価等の引下げも含めたトータルの改定率については、最近10年間すべてマイナス改定となっている。

③現在のDPC制度においては、画像診断は、出来高評価部分に含まれている。

④保険外併用療養費制度は、現在3種類の類型が認められている。

⑤診療報酬の審査支払権限は保険者にある。

確認問題

解答 2　④、⑤

解説 2

①×：在宅医療は特掲診療料に位置付けられている。

②×：旧民主党政権時代には、2010（平成22）年、2012（平成24）年と2回トータルプラス改定が行われた。

③×：画像診断は包括評価部分に含まれている。

④○：保険外併用療養費制度には、従来の選定療養、評価療養に加えて、新たに患者申出療養が加わり、現在3種類となっている。

⑤○：診療報酬の審査支払権限は、最終的な支払者である保険者にある。保険者はその権限を審査支払機関に委託する形で行使している。

第2章
医療提供体制の仕組み

1. わが国の医療提供体制の特徴
2. 医療法の概要と改正の歴史
3. 医療計画の仕組みと役割
4. 地域医療構想(1)
5. 地域医療構想(2)
6. 地域医療構想(3)
7. 救急医療体制の現状と課題
8. 医師の養成をめぐる諸問題
9. 医療事故と医療安全対策
10. 医療におけるICT化の進展

わが国の医療提供体制の特徴

1 資本集約的(労働節約的)な医療提供体制

　図1-5(15ページ参照)に示したように、国民医療費の約50％は人件費となっている。また、病院経営においても、いわゆる「人件費比率」は、わが国においては、50％が1つの目安とされることが多い。一般に、医療は多くの労働力を要する「労働集約的」なサービスと考えられている。しかしながら、国際的に見ると、実は後述するように、日本の医療サービスについては、相対的に病床施設や医療機器等の「資本」が潤沢なのに対し、医師や看護師等の「労働」投入が手薄であることが大きな特徴である。つまり、国際比較においては、日本の医療提供体制は、決して「労働集約的」ではなく、むしろ「資本集約的＝労働節約的」なのである。

　表2-1には、主要な医療資本の投入状況の国際比較データを示した。これを見ると、急性期病床の定義や、医療機器についてはその性能の相違等の調整を図る必要があり、厳密な比較は困難ではあるが、いずれも概数として見れば、日本における医療資本が主要諸外国に比べてきわめて潤沢な状況にあることを示している。

表2-1　主要な医療資本投入状況の国際比較(2012年)

国名	人口千人当り急性期病床数	人口百万人当りCT台数	人口百万人当りMRI台数
日本	7.9	101.3*	46.9*
カナダ	1.7*	14.6	8.8
フランス	3.4	13.5	8.7
ドイツ	5.4	18.6	11.3
イタリア	2.7	33.7	24.6
イギリス	2.3	8.7	6.8
アメリカ	2.6**	40.9*	34.5

出所：OECD Health Statistics 2014 より作成　　*2011年データ　**2010年データ

表2-2　主要な医療労働投入状況の国際比較(2012年)

国名	病床百床当り医師数	病床百床当り看護職員数	人口千人当り医師数	人口千人当り看護職員数
日本	17.2	78.4	2.3	10.5
カナダ	92.6	348.1	2.5	9.4
フランス	52.4	144.4	3.3	9.1
ドイツ	48.8	137.8*	4.0	11.3*
イタリア	114.7	188.2	3.9	6.4
イギリス	103.7	303.7	2.8	8.2
アメリカ	80.6	358.1	2.5*	11.1

出所：OECD Health Statistics 2014 より作成　　*2011年データ

一方、医療スタッフの投入の状況を表2-2に示した。ここでも、医師や看護職員の定義や業務範囲等は国によって異なるので、厳密な国際比較は困難であるが、病床当たりで見た医師・看護職員数に関しては、日本は諸外国に比べ、きわめて手薄な状況にあることがわかる。ただし、病床当たりデータと人口当たりデータでは、状況がかなり異なっていることに留意する必要がある。たとえば、医師は人口千人当たりでは、アメリカやカナダとの差はそれほど大きくない(2.3人対2.5人)ことがわかる。また、看護職員は、人口千人当たりで見ると、むしろカナダや欧州諸国を上回っている。人口当たりで見るとまずまずなのに、病床当たりで見るときわめて手薄な配置となっている最大の要因は病床数の多さである。日本はきわめて多数の病床に広く薄く人員配置を行っている状況にある。表2-1と表2-2により、日本の医療サービスは、諸外国に比べ、相対的に「資本集約的」ないしは「労働節約的」に提供されていると言える。

2　連続的な医療施設体系

図2-1は、日本の医療施設体系の概念図である。医療法上は、病床数が20床以上あるかどうかを基準として、病院と診療所が区分されている。この結果、図2-1に示したように、医療施設の体系は、無床診療所(病床数ゼロ)、有床診療所(病床数1床〜19床)、病院(病床数20床以上)と、連続した構造となっている。しかも、病院については、表2-3に示したように、100床未満の病院の比率が36.0%、200床未満の病院の比率が68.7%と、中小病院の割合がきわめて高くなっている。こうした「連続性」は、単に医療法上の施設区分にとどまらない。たとえば、日本においては診療報酬の体系は、一部を除

第2章 医療提供体制の仕組み

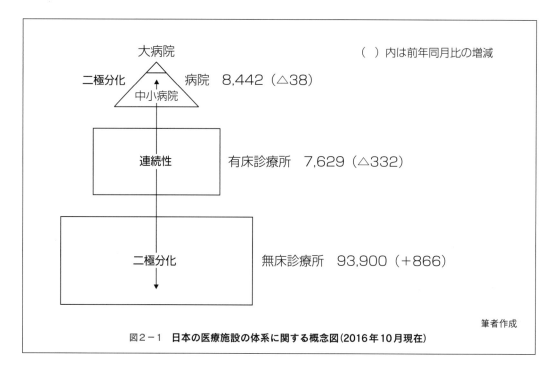

図2-1 日本の医療施設の体系に関する概念図(2016年10月現在)

表2-3 日本の病院の病床規模別分布(2016年10月現在)

99床以下	36.0%
100～199床	32.7
200～299床	13.5
300～499床	13.0
500床以上	5.0
総計	100.0%

筆者作成

いて、基本的に病院、診療所共通のものとなっており、出来高払いを基本とする診療報酬支払方式がとられてきた。これは、病院と診療所とでは診療報酬の体系そのものが全く異なっていることが多い諸外国の事例と比較すると、きわめて特徴的であり、日本の医療施設体系の「連続性」がもたらした1つの帰結であると考えられる。

さらに、医療機関の経営者の意識の問題としても、「診療所の大きくなったものが病院」であると考えるのが一般的であった。沿革的に見ても、日本の病院はその起源をさかのぼると、無床の診療所から出発したという場合が多い。外来患者をめぐって、病院と診療所は競争関係にあり、病院医療に占める外来のウェイトは、かなり高いものとなっている。また、近年は、医療計画による病床規制等により、難しくなってきているとはいえ、無床の診療所から出発して、有床診療所へ、さらに中小病院から大病院を目指す、という規模の拡大ないしは「成長」路線が多くの医療機関経営者の意識としてあったことも事実であろう。病院と診療所が、歴史的、沿革的にも、また、その機能の上でも截然と分かれている

のが一般的である諸外国と比べると、こうした当事者の意識も含めた連続的な構造というのは、日本の医療に特有の現象であると言える。

その結果、わが国においては、医療機関相互の機能分化と連携は進んでおらず、大病院でも診療所のように多数の外来患者で込み合うということになりがちである。これを患者の側から見ると、ほぼ完全な「フリー・アクセス」体制ということになる。「3時間待って3分診療」ということがよく言われるが、これもフリー・アクセスの1つの帰結であると言える。

こうした医療施設の体系について、中長期的な趨勢としては、図2-1の上下への一種の「二極分化」が、非常に緩やかなペースで進行中である。図2-1における分厚い中央部分、すなわち有床診療所および(特に100床未満の)中小病院は一貫して減少傾向にあるのに対し、無床の診療所は毎年着実に増加している。また、大病院も横ばいないしは若干の増加傾向にある。全体として、きわめて緩やかではあるが、無床の診療所と、ある程度の病床規模を有する病院という「二極」への分化が進んでいると言える。

3　民間主導型の医療供給

わが国の医療提供体制の第3の特徴として、「民間主導」であることが挙げられる。ここでは、医療サービスの代表的な提供組織である病院について見てみよう。表2-4は、戦後のわが国の開設主体別病院数の推移を10年ごとに示したものである。これを見ると、当初は全体の7割程度であった民間病院(その他病院)が80年代までには8割に増え、その後もおおむねその水準を保っていることがわかる。逆に、国立病院・療養所は当初1割を超えるシェアであったのが、3％台の水準にまで減少してきている。また、公的医療機関は1950年代に大幅な増大を示したが、1970年代以降は実数ではほぼ横ばいから減少に転じ、今日に至っている。

この他の主要な医療施設として、一般診療所および歯科診療所があるが、これらはそのほとんどが医療法人立または個人立であり、基本的に民間医療施設がその太宗を占めてい

表2-4　開設主体別病院数の推移

年次	病院総数	国立	公的	その他
1950	3,408	383 (11.2%)	572 (16.8%)	2,453 (72.0%)
1960	6,094	452 (7.4%)	1,442 (23.7%)	4,200 (68.9%)
1970	7,974	444 (5.6%)	1,389 (17.4%)	6,141 (77.0%)
1980	9,055	453 (5.0%)	1,369 (15.1%)	7,233 (80.0%)
1990	10,096	399 (4.0%)	1,371 (13.6%)	8,326 (82.5%)
2000	9,266	359 (3.9%)	1,373 (14.8%)	7,534 (81.3%)
2010	8,670	274 (3.2%)	1,278 (14.7%)	7,118 (82.1%)
2015	8,480	329 (3.9%)	1,227 (14.5%)	6,924 (81.7%)

出所:『平成15年版厚生労働白書』等より作成

る。したがって、わが国の医療施設はその多くが民間医療施設によって占められているといえる。病床規模を勘案すると、国公立のほうが大規模な病院が多いため、民間病院のシェアはやや落ちるが、それでも、わが国の医療サービスの大半は、民間医療施設によって担われているといっても過言ではない。医療保険は、国民皆保険の下で公的な医療保険制度によって担われていることと併せて考えると、わが国の医療については、「財政は公的に」、しかし「医療サービスの供給は民間を主体に」実施されていると言える(publicly funded and privately delivered)。戦後の医療供給体制の整備は、主としてこうした民間医療機関の展開によって担われてきており、そのことが、比較的短期間に急速に医療供給体制の整備が進んだ1つの要因となっている。

column ③ 医療提供体制改革の基本的方向性

　第1節で説明した医療提供体制の3つの特色を踏まえ、近年における医療提供体制に関する改革の基本的方向性を整理してみよう。まず、第1に、より労働集約的な医療提供体制への転換である。この点に関しては、2006（平成18）年の医療制度構造改革以来、全体として病床数の削減および病床当たり従事者数の増大という政策が基本的にとられてきている。前者については、療養病床の削減・転換や在院日数の短縮による病床削減である。また、後者については、看護職員についての7対1看護の導入と急速な拡大がその代表例として挙げられる。その結果、病床数は緩やかではあるが減少傾向にある（総病床数は、2005〔平成17〕年の179万床から2016〔平成28〕年の166万床へと減少している）。また、病院病床100床当たりの常勤換算従事者数も表に示したように、平成17年の102.6人から平成28年の135.1人へと3割以上増加している。

	総数	医師	歯科医師	薬剤師	看護師	准看護師	技師*	その他
平成17年	102.6	11.0	0.6	2.5	34.8	11.1	5.0	37.5
平成28年	135.1	13.9	0.7	3.2	51.7	7.9	6.4	51.3

*診療放射線技師、診療エックス線技師、臨床検査技師、衛生検査技師の計
出所：厚生労働省「医療施設調査・病院報告」

　第2に、医療機関の機能分化と連携の推進である。この点に関しては、後述するように、この10年間、医療計画の基本的な見直しが行われてきた。医療制度構造改革では、従来の病床規制のためのツールという役割に加えて、4疾病5事業（現在は5疾病5事業）について地域の医療機関の機能分化と連携を推進していくこととなった。さらに、近年の地域医療構想の導入によって、地域で求められる病床機能に応じた機能分化が、医療機関の自主的な選択を通じて図られることになる。

　第3に、情報開示を通じた患者・国民の選択の支援である。この点に関しては、医療法改正により広告規制が緩和されるとともに、医療機関の医療機能に関する情報の公表制度が創設された。この結果、都道府県のホームページなどでは、医療機関の情報がかなり開示されるようになってきているが、比較情報の開示という意味ではまだ課題がある。

2 医療法の概要と改正の歴史

1 医療法の概要

わが国における医療提供体制に関する基本的なルールを定めた法律が医療法であり、医療保障・医療財政に関する医療保険各法とともに、わが国の医療のあり方を(供給面から)規定している。医療法は、戦後まもない1948(昭和23)年に制定された。医療法は、次節で述べるように、これまで6回にわたる大きな改正を経てきている。

現行医療法の基本的な構成(章立て)を表2-5に示した。医療法は94条から成るそれほど大部の法律ではないが、この章立てを見てもわかるように、かなり広範囲にわたる重要な規定をカバーしている。総則では、「医療提供施設」として、病院、診療所、介護老人保健施設、調剤薬局等が挙げられるとともに、居宅における医療(在宅医療)もその対象とされている。病院は病床数20床以上、診療所は病床数が19床以下の施設と定められており、病院と診療所はその定義の上でも連続した存在となっている。

2 医療法改正の歴史

以下では、これまでの7次にわたる医療法改正の流れを簡潔に紹介する。各項目の詳細については、第3章以下で説明する。

表2-5 医療法の構成

第1章	総則
第2章	医療に関する選択の支援等
第3章	医療の安全の確保
第4章	病院、診療所及び助産所
第5章	医療提供体制の確保
第6章	医療法人
第7章	地域医療連携推進法人
第8章	雑則
第9章	罰則

(1) 第1次医療法改正

　第1次医療法改正（1985〔昭和60〕年）においては、「医療計画」制度が導入された。これは、医療施設の量的整備が全国的にほぼ達成されたことに伴い、医療資源の地域偏在の是正と医療施設の連携の推進を目指したもので、二次医療圏ごとに必要病床数を設定し、病床過剰地域においては、増床や病院の新規開設に制限を加えようとする総量規制であった。しかしながら、医療法改正と実際の施行の間の時間差をぬって、いわゆる「駆け込み増床」があったため、病床数はかえって増加し、「高止まり」となるという皮肉な結果となった。

(2) 第2次医療法改正

　その後、人口の高齢化等に対応し、患者の症状に応じた適切な医療を効率的に提供するための医療施設機能の体系化等を図るため、1992（平成4）年に第2次医療法改正が成立した。この改正においては、大学病院本院等を中心とする高度な医療の提供等を目的とする「特定機能病院」および長期にわたる療養を提供するための「療養型病床群」が制度化された。また、この他、医療提供の理念規定の整備、広告規制の緩和等による患者に対する必要な情報提供の推進等の規定が盛り込まれた。

(3) 第3次医療法改正

　第2次改正から5年後の1997（平成9）年には、介護保険制度の実施（2000〔平成12〕年）をにらみ、要介護者の増大等に対応し、介護体制の整備、日常生活圏における医療需要に対する医療提供、患者の立場に立った情報提供体制、医療機関の役割分担の明確化および連携の促進等を目指した第3次医療法改正が成立した。具体的には、診療所においても療養型病床群が設置できることとなった他、地域における医療の確保のために必要な支援を行う「地域医療支援病院」が制度化された。また、いわゆる「インフォームド・コンセント」の規定が医療法上明文化された。

(4) 第4次医療法改正

　そして、2000（平成12）年には、第4次医療法改正として、高齢化の進展等に伴う疾病構造の変化等を踏まえ、良質な医療を効率的に提供する体制を確立するため、入院医療を提供する体制の整備等が行われた。この改正において、病床区分が見直され、精神、結核、感染症病床を除く「その他の病床」が「一般病床」と「療養病床」に区分された。一般病床については、施設基準および人員配置基準の見直しが行われ、たとえば、病室の床面積は患者

1人当たり6.4㎡以上、看護職員配置は入院患者3人に対して1人以上（いずれも経過措置あり）に引き上げられた。また、医療計画制度も見直され、必要病床数が基準病床数に変更され、算定方法の見直しも行われた。

(5) 第5次医療法改正

2006(平成18)年には、医療制度構造改革の一環として、第5次医療法改正が成立した。これは、質の高い医療サービスが適切に受けられる体制を構築するため、医療に関する情報提供の推進、医療計画の見直し等を通じた医療機能の分化・連携の推進、地域や診療科による医師不足問題への対応等を行ったものである。具体的には、都道府県による医療機能情報公表制度の創設、入院時に患者に対して提供される医療に関する計画書を作成・交付し、適切な説明を行うことの義務付け、広告規制の見直しによる広告可能な事項の拡大等が挙げられる。これらを踏まえ、医療法の構成上も、表2－5に示したように、第2章として「医療に関する選択の支援等」が新たに位置付けられた。さらに、医療計画については、従来からの病床規制に加え、いわゆる「4疾病5事業」に着目した地域における医療連携体制の構築とPDCAサイクルの確立が盛り込まれる等大幅な見直しが行われた。

(6) 第6次医療法改正

第6次医療法改正は、2014(平成26)年に、医療介護総合確保推進法の一部として成立した。これは、「社会保障と税の一体改革」として、効率的かつ質の高い医療提供体制を構築するとともに、地域包括ケアシステムを構築することを通じ、地域における医療および介護の総合的な確保を推進するため、所要の整備等を行うことを目的とした改正である。具体的には、病床機能報告制度の創設、地域医療構想の策定、地域医療介護総合確保基金の創設、地域医療構想調整会議の設置等の内容が盛り込まれている。

(7) 第7次医療法改正

最も直近の第7次医療法改正は、2015(平成27)年に成立し、地域医療連携推進法人制度の創設および医療法人制度の見直しが行われている。

column ④ インフォームド・コンセント

　インフォームド・コンセント（informed consent）は、一般に「説明と同意」と訳されることが多いが、医療法では、医療提供側の努力義務規定として、次のように規定されている。
　「医師、歯科医師、薬剤師、看護師その他の医療の担い手は、医療を提供するに当たり、適切な説明を行い、医療を受ける者の理解を得るよう努めなければならない」（医療法第1条の4第2項）

3 医療計画の仕組みと役割

1 医療計画の全体像

　第5次医療法改正により、厚生労働大臣は、「良質かつ適切な医療を効率的に提供する体制の確保を図るための基本方針」(以下「基本方針」という)を定めることになった。医療計画はこの基本方針に即して、かつ地域の実情に応じて都道府県が定めることになる。図2-2に、現行医療計画の全体像を示した。これを見ると、医療計画には、当初からの病床規制の他、5疾病5事業および在宅医療を中心とする医療連携体制の構築、医療従事者

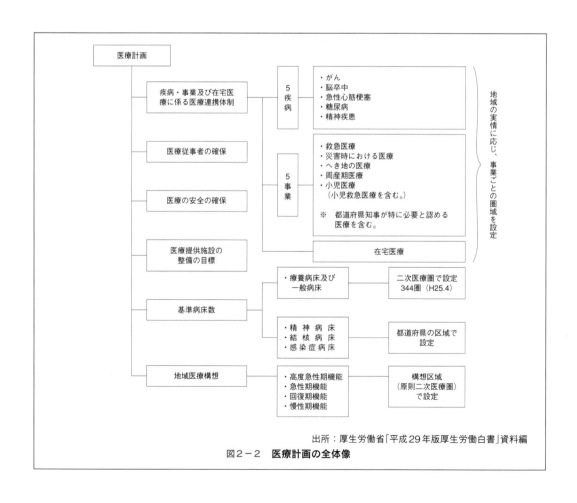

出所：厚生労働省「平成29年版厚生労働白書」資料編

図2-2　医療計画の全体像

の確保、医療の安全の確保、さらに地域医療構想といった幅広い内容が含まれていることがわかる。

2　医療計画による病床規制の仕組み

　医療計画における病床規制は、基本的に、都道府県が設定する「2次医療圏」において、実際に存在する「既存病床数」と、一定の算式に基づいて算定される「基準病床数」を比較し、既存病床数が基準病床数を上回る(病床過剰地域)場合に、病院の新規開設や増床を制限する形で実施されている。ここで、二次医療圏とは、主として一般病床および療養病床(診療所の病床を含む)の整備を図るべき地域的単位として区分する区域のことであり、全国で340程度が設定されている。基準病床数の算定式は一般病床、療養病床ごとにそれぞれ設定されているが、二次医療圏における病床数の過不足を計算する際には、その算式に基づいて計算した合計数を一般病床および療養病床の既存病床数の合計と比較している。

　病床規制は、法的には、公的医療機関等については、医療法上の許可の制限(病床過剰地域においては病院の新規開設や増床に対して許可を与えないことができる)規定によっている。一方、それ以外の民間医療機関に対しては、医療法上は(新規開設や増床をしないよう)都道府県知事が「勧告」することに留まっている。しかしながら、この勧告を受け入れずに新規開設したり増床したりした医療機関に対しては、医療保険法上、保険医療機関の指定をしないことができるとされている。

3　5疾病5事業等

　医療法上、都道府県は、地域の関係者による協議を経て、医療連携体制が構築されるよう配慮するとともに、患者が退院後においても継続的に適切な医療を受けることが確保され、医療提供施設や居宅等において提供される保健医療サービス等との連携が確保されるよう配慮しなければならないこととされている。いわゆる「医療機関で完結するサービス」から「地域で完結するサービス」、「入院から在宅まで切れ目のないサービス」提供への移行である。こうした地域における医療機関の機能分化と連携の体制づくりに対して、都道府県が大きな役割を担うことが期待されている。

　医療計画に盛り込むべき事項としては、医療法上は次の2つが掲げられている。
①厚生省令で定める疾病の治療又は予防に係る事業及び救急医療、へき地の医療、小児医療等の確保に必要な事業に関する事項
②医療機能に関する情報の提供の推進に関する事項
　①については、いわゆる「5疾病5事業」ないしは「10事業」(がん、脳卒中、急性心筋梗塞、糖尿病、精神疾患、小児救急を含む小児医療、周産期医療、救急医療、災害医療、へ

き地医療)に加え、在宅医療や医療安全対策等を記述することが想定されている。「5疾病」は、日本人の死因の相当部分を占める重要疾病であり、従来「4疾病」とされていたのが、2013(平成25)年の見直しで、精神疾患を加え、「5疾病」とされたものである。今後の超少子高齢社会を展望すると、認知症高齢者の増大や現役世代のメンタルヘルスは大きな問題であり、こうした観点から精神疾患が加えられたものである。また、「5事業」は、いわゆる不採算医療に関わる事業であり、医療計画上も特別の配慮が求められている。さらに、2013(平成25)年の見直しでは、在宅医療を「5疾病5事業」並みに引き上げ、その記述を充実させることとなった。「5疾病5事業」および在宅医療については、地域における機能分化と連携の具体像を描くとともに、PDCAサイクルを回す観点から、できる限り具体的かつ定量的な目標や指標を設定し、その達成を評価したうえで、次の医療計画を策定することとなっている。

　また、医療と介護の連携を推進する観点から、従来5年を1期としていた医療計画の計画期間について、2018(平成30)年度以降6年を1期とすることとなった。これによって、3年を1期とする介護事業計画との整合性を図ることとしている(医療計画の計画期間中に2つの介護事業計画が入り、中間年において、在宅医療等介護事業と密接に関連する部分については医療計画の見直しを行うこととする)。

医療計画の仕組みと役割 ❸／地域医療構想（１）❹

地域医療構想（１）

1 「2025年ビジョン」

「地域医療構想」の前身として、医療・介護提供体制の将来像（いわゆる「2025年ビジョン」）がある。2006（平成18）年の医療制度構造改革の後、将来の医療・介護提供体制のあり方について議論が行われ、2008（平成20）年には、社会保障国民会議の最終報告において、「医療・介護費用の将来推計（シミュレーション）」が示された。さらに、図２－３に示したように、2011（平成23）年には、旧民主党政権の下でこれを見直した「医療・介護に係る長期推計」が公表された。

これらは、いずれも、いわゆる「団塊の世代」が皆後期高齢者となる2025（平成37）年を

医療・介護サービスの需要と供給（必要ベッド数）の見込み

パターン１	平成23年度 (2011)	平成37(2025)年度			
		現状投影シナリオ	改革シナリオ		
			各ニーズの単純な病床換算	地域一般病床を創設	
高度急性期	【一般病床】 107万床 75％程度 19～20日程度	【一般病床】 129万床 75％程度 19～20日程度	【高度急性期】 22万床 70％程度 15～16日程度 30万人/月	【高度急性期】 18万床 70％程度 15～16日程度 25万人/月	
一般急性期	退院患者数 125万人/月	（参考） 急 性 15日程度 高度急性 19～20日程度 一般急性 13～14日程度 亜急性リハ等 75日程度 亜急性リハ等57～58日程度 長期ニーズ 190日程度 ※推計値	【一般急性期】 46万床 70％程度 9日程度 109万人/月	【一般急性期】 35万床 70％程度 9日程度 82万人/月	【地域一般病床】 24万床 77％程度 19～20日程度 29万人/月
亜急性期・回復期リハ等		152万人/月	【亜急性期等】 35万床 90％程度 60日程度 16万人/月	【亜急性期等】 26万床 90％程度 60日程度 12万人/月	
長期療養（慢性期）	23万床、91％程度 150日程度	34万床、91％程度 150日程度	28万床、91％程度 135日程度		
精神病床	35万床、90％程度 300日程度	37万床、90％程度 300日程度	27万床、90％程度 270日程度		
（入院小計）	166万床、80％程度 30～31日程度	202万床、80％程度 30～31日程度	159万床、81％程度 24日程度	159万床、81％程度 25日程度	
介護施設 特養 老健（老健＋介護療養）	92万人分 48万人分 44万人分	161万人分 86万人分 75万人分	131万人分 72万人分 59万人分		
居住系 特定施設 グループホーム	31万人分 15万人分 16万人分	52万人分 25万人分 27万人分	61万人分 24万人分 37万人分		

（注１）医療については「万床」はベッド数、「％」は平均稼働率、「日」は平均在院日数、「人/月」は月当たりの退院患者数。介護については、利用者数を表示。
（注２）「地域一般病床」は、高度急性期の1/6と一般急性期及び亜急性期等の1/4で構成し、新規入退院が若干減少し平均在院日数が若干長めとなるものと、仮定。
ここでは、地域一般病床は、概ね人口５～７万人未満の自治体に暮らす者（今後2000～3000万人程度で推移）100人当たり1床程度の整備量を仮定。

図２－３　医療・介護に係る長期推計：2011年６月（主にサービス提供体制改革に係る改革について）

目標年次として、医療・介護提供体制について選択と集中、機能分化と連携を進めた場合の「改革シナリオ」と、現状のまま推移した場合の「現状投影シナリオ」を対比して示している。その場合、改革シナリオは、一般病床の機能分化による急性期医療の確立と、居住系サービスを中心とする在宅ケアの拡充を「楯の両面」としていることが注目される。そして、改革シナリオは現状投影シナリオに比べ、提供されるサービスの質は高いが、同時に費用もかかるとされ、こうした費用増大分については、消費税増税によって対応することが想定されていた。その後、消費税は民主、自民、公明、与野党3党のいわゆる3党合意を経て、2段階での引上げが決められ、2014（平成26）年4月には5％から8％へと引き上げられた（しかしながら、2段階目の10％への引上げは当初予定の2015〔平成27〕年10月から2回延期され、現時点では2019〔平成31〕年10月実施とされている）。

　一方で、図2－3に示した2025年ビジョンは、あくまでも日本全体の姿であることに留意する必要がある。医療・介護については、さまざまな要因によって、大きな地域差が存在し、それを全く無視することは現実的ではない。日本全体のビジョンだけではなく、地域ごとの事情や特性をある程度踏まえた「地域医療のビジョン」を構築する必要がある。こうして、「地域医療構想」の策定が、次の大きな政策課題となってきた。

2 地域医療構想の全体像

　表2－6は、2014（平成26）年6月に成立した「地域における医療及び介護の総合的な確保を推進するための関係法律の整備等に関する法律」の概要である。同法は3つの柱からなっている。第1に消費税増収分を活用した新たな基金（地域医療介護総合確保基金）の都道府県への設置、第2に地域医療構想の策定による地域における効率的かつ効果的な医療提供体制の確保、そして第3に地域包括ケアシステムの構築である。

　地域医療構想は、当面の目標年次である2025（平成37）年に向け、病床の機能分化・連携を進めるために、医療機能ごとに2025年における医療需要と病床の必要量を推計し、定めるものである。なお、地域医療構想は、二次医療圏単位での策定が原則とされている（構想区域）。

　図2－4に、地域医療構想の全体像を示した。図にあるように、病院および有床診療所は、自院の有する病床の機能を自主的に選択して、都道府県知事に報告することとなった。具体的には、病棟単位で、高度急性期、急性期、回復期、慢性期の4つの機能のうちから1つを選んで、現状および今後の方向について毎年報告することとなっている。2014（平成26）年から報告が始まり、すでに4回の報告が行われているが、これまでの報告を見ると（現状および将来の姿とも）高度急性期と急性期がかなり多く報告されているのに比べ、回復期が非常に少ない結果となっている。これは、わが国の医療機関の根強い急性期医療志向を表した結果と考えられる。いずれにしても、こうした報告結果は、地域医療のあり

表2−6 「地域における医療及び介護の総合的な確保を推進するための関係法律の整備等に関する法律」の概要

趣旨

持続可能な社会保障制度の確立を図るための改革の推進に関する法律に基づく措置として、効率的かつ質の高い医療提供体制を構築するとともに、地域包括ケアシステムを構築することを通じ、地域における医療及び介護の総合的な確保を推進するため、医療法、介護保険法等の関係法律について所要の整備等を行う。

概要

1. **新たな基金の創設と医療・介護の連携強化（地域介護施設整備促進法等関係）**
   ① 都道府県の事業計画に記載した医療・介護の事業（病床の機能分化・連携、在宅医療・介護の推進等）のため、**消費税増収分を活用した新たな基金を都道府県に設置**
   ② **医療と介護の連携を強化**するため、厚生労働大臣が基本的な方針を策定
2. **地域における効率的かつ効果的な医療提供体制の確保（医療法関係）**
   ① 医療機関が都道府県知事に病床の医療機能（高度急性期、急性期、回復期、慢性期）等を報告し、都道府県は、それをもとに**地域医療構想（ビジョン）**（地域の医療提供体制の将来のあるべき姿）を医療計画において策定
   ② 医師確保支援を行う地域医療支援センターの機能を法律に位置付け
3. **地域包括ケアシステムの構築と費用負担の公平化（介護保険法関係）**
   ① 在宅医療・介護連携の推進などの**地域支援事業の充実**とあわせ、**全国一律の予防給付（訪問介護・通所介護）を地域支援事業に移行**し、多様化　※地域支援事業：介護保険財源で市町村が取り組む事業
   ② **特別養護老人ホーム**について、在宅での生活が困難な中重度の要介護者を支える機能に重点化
   ③ **低所得者の保険料軽減を拡充**
   ④ **一定以上の所得のある利用者の自己負担を2割へ引上げ**（ただし、月額上限あり）
   ⑤ 低所得の施設利用者の食費・居住費を補填する**「補足給付」の要件に資産などを追加**
4. **その他**
   ① 診療の補助のうちの**特定行為を明確化**し、それを手順書により行う看護師の研修制度を新設
   ② **医療事故に係る調査の仕組み**を位置づけ
   ③ 医療法人社団と医療法人財団の合併、持分なし医療法人への移行促進策を措置
   ④ 介護人材確保対策の検討（介護福祉士の資格取得方法見直しの施行時期を27年度から28年度に延期）

施行期日（予定）

公布日。ただし、医療法関係は平成26年10月以降、介護保険法関係は平成27年4月以降など、順次施行。

出所：厚生労働省ホームページより転載

地域医療構想について

○ 「医療介護総合確保推進法」により、平成27年4月より、都道府県が「地域医療構想」を策定。
（法律上は平成30年3月までであるが、平成28年半ば頃までの策定が望ましい。）
※「地域医療構想」は、2次医療圏単位での策定が原則。

○ 「地域医療構想」は、2025年に向け、病床の機能分化・連携を進めるために、医療機能ごとに2025年の医療需要と病床の必要量を推計し、定めるもの。

○ 都道府県が「地域医療構想」の策定を開始するに当たり、厚生労働省で推計方法を含む「ガイドライン」を作成。平成27年3月31日に発出。

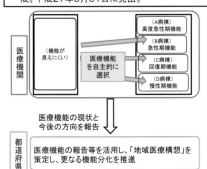

（「地域医療構想」の内容）

1. **2025年の医療需要と病床の必要量**
   ・ 高度急性期・急性期・回復期・慢性期の4機能ごとに推計
   ・ 都道府県内の構想区域（2次医療圏が基本）単位で推計

2. **目指すべき医療提供体制を実現するための施策**
   例）医療機能の分化・連携を進めるための施設設備、医療従事者の確保・養成等

○ 機能分化・連携については、「地域医療構想調整会議」で議論・調整。

出所：厚生労働省ホームページより転載

図2−4　地域医療構想の全体像

方を考える上で非常に貴重なデータであり、今後、診療報酬評価との関係等を含め、その精緻な分析を行っていく必要がある。

　地域医療構想は、2025年ビジョンの基本的な発想を継承しつつ、その精緻化を図ったものである。特に病床機能の区分については、医療資源投入量に基づく必要病床数の推計という新たなアプローチがとられている。2025年ビジョンの場合のように、急性期病床における在院日数の短縮を前面に出すのではなく、入院後経過日数別の(可変的な)医療資源投入量(現状)の推移を踏まえた病床の機能区分を図っていこうとするものである。この部分については、現時点では(急性期、回復期といった名称区分は別として)基本的に「現状追認」となっており、その費用の動向については、今後、病床機能区分別の診療報酬がどのように設定されるかに係っている。

　一方、慢性期病床(療養病床)については、その大きな地域差の存在を前提として考えることは適当でないことから、一定の地域差縮小措置がとられることとなった。その結果、療養病床自体は2025年に向け、相当数の削減が見込まれている。その一方で、それとあわせて、介護施設や高齢者住宅を含めた在宅医療等で追加的に対応する患者数が相当数増大することが見込まれていることに留意する必要がある。特に、介護療養病床等の転換先として、住まいの機能を重視した新たな施設類型である介護医療院が2018(平成30)年度から新設されており、その動向が注目される。

column ⑤ 医療資源投入量の推移

　4つの病床機能ごとの医療需要を推計するに当たって、それぞれの機能の境界点をどこに定めるかが議論となった。この議論を進めるに当たって大きく貢献したのが下図である。図は、横軸に入院初日を0日とし、その後の入院経過日数を示している。そして、縦軸には、患者調査による入院患者数上位255の疾患に対応するDPCごとに1日当たりの医療資源投入量(中央値。入院基本料のような固定的な部分を除いた可変的な資源投入量)の推移をプロットしている。これを見ると、いくつかの例外はあるものの、多くの疾病について、綺麗なL字型の曲線が描かれている。つまり、多くの疾病については、入院初日から数日の間に集中的な医療資源の投入が行われ、その後はほぼ安定した資源投入となっているわけである。この図を踏まえて、4つの機能の境界点が具体的な点数(3,000点、600点等)で示された。

医療資源投入量(中央値)の推移
(入院患者数上位255のDPCの推移を重ね合わせたもの)

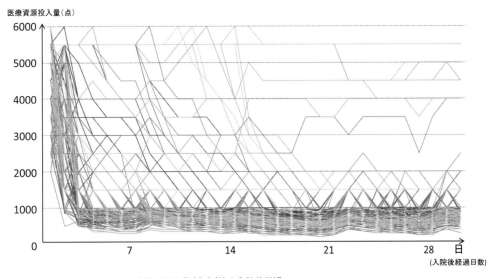

○各DPCごとに1日当たりの医療資源投入量(中央値)を入院後経過
　日数順にプロットしたものを同一平面に重ね合わせたもの
○患者数上位255のDPCについてプロット(平成23年度患者調査)
○中央値は、1000点以上の場合、500点刻み、1000点未満の場合、50点刻みで集計

第2章 医療提供体制の仕組み

地域医療構想(2)

1 医療機能別必要病床数の推計(全国ベース)

　図2−5は、一定の前提の下に、2025(平成37)年の医療機能別必要病床数を全国ベースで推計した結果である。これを見ると、2014(平成26)年の報告結果(現状)では、高度急性期・急性期が合計で77.2万床となっているのに対し、2025(平成37)年の必要病床数推計結果は53.1万床であり、24万床以上過大な報告となっていることがわかる。そして、これをちょうど相殺する形で、回復期については、報告が11.0万床なのに対し、必要病床数は37.5万床と、逆に26万床以上過小な報告となっている。これは全国ベースのデータであるが、2次医療圏を原則とする構想区域単位ではもっと大きなアンバランスがあり、今後、構想区域ごとにこうしたアンバランスの調整を図っていく必要がある。特に、高度

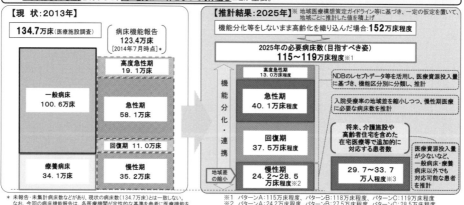

図2−5　2025年における必要病床数推計結果と現状の比較(全国ベース)

急性期や急性期と報告した医療機関の中には、実際の医療資源投入量がそこまでは行っていない（入院基本料を除いた1日当たり医療資源投入量が、高度急性期は3,000点以上、急性期は600点以上）ケースが多く含まれており、自院の実態に即したポジショニングの見直しが求められてくる。

2　都道府県別の必要病床数推計結果と既存病床数の比較

　一方、図2-6は、都道府県別に、2025（平成37）年の必要病床数と、2013（平成25）年時点における既存病床数を比較して示したものである。これを見ると、各都道府県は、大きく2つのグループに分けられている。1つは実線で囲んだ1都3県（東京都、埼玉県、千葉県、神奈川県）、大阪府、沖縄県の3地域であり、もう1つは点線で囲んだ、その他のすべての道府県である。前者は、2025（平成37）年の必要病床数が2013（平成25）年の既存病床数を上回っている、すなわち将来病床不足が見込まれる地域であり、後者は逆に病床過剰が見込まれる地域である。人口減少社会の進行を踏まえれば、多くの地域において今後病床が過剰となる可能性があるというのは自然な結果であろう。しかしながら、これもあくまでも都道府県ベースのデータであるので、今後、構想区域ごとにこうしたアンバランスの詳細な把握および調整を図っていく必要がある。

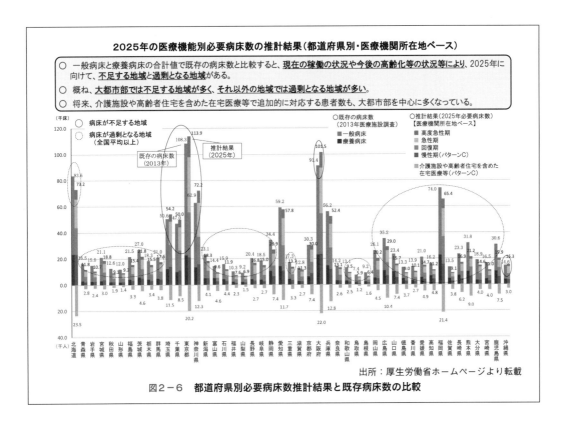

図2-6　都道府県別必要病床数推計結果と既存病床数の比較

それと共に、図2−6においては、水平軸の下に向かって、各都道府県いずれも柱が立っていることに留意する必要がある。これは、図2−5においても示されていた「将来、介護施設や高齢者住宅を含めた在宅医療等で追加的に対応する患者数」であり、病床数のアンバランスを調整することと併せて、こうした新たなニーズに適切に対応していく必要がある。

地域医療構想(3)

1 地域医療構想策定のプロセス

　図2-7は、地域医療構想の策定プロセスを簡略化して示したものである。まず、地域医療構想の策定を行う体制の整備および必要なデータの収集・分析・共有が出発点となる。地域医療構想は、データに基づいて進めて行くことが基本であり、この部分の重要性は強調してもしすぎることはない。次いで、構想区域の設定であるが、二次医療圏を原則としつつも、地域の実情等の諸要素を勘案して柔軟に設定することとされている。そして、構想区域ごとに4つの医療機能ごとの医療需要を推計し、こうした推計医療需要に対する医療供給体制のあり方を検討する。さらに、医療需要に対する医療供給を踏まえた必要病床数を推計し、この必要病床数と病床機能報告結果とを比較する。そして、この間のギャップを調整し、2025(平成37)年におけるあるべき医療提供体制を実現するための施策を検討することになる。地域医療構想は、予定より1年早く、2017(平成29)年3月末までにはすべての都道府県において策定が終了した。

　地域医療構想策定後には、構想区域ごとに設置された協議の場(地域医療構想調整会議)を活用した医療機関相互の協議が行われる。地域医療構想調整会議のメンバーとしては、医療関係者のみならず、医療保険者も必ず加わることとされており、医療サービスの受け手ないしは費用負担者としての立場も調整の検討に反映されることになっている。また、調整に当たっては、病床転換等に伴って発生する追加的な費用の補填のため、地域医療介護総合確保基金を活用することとされている。

2 地域医療構想の事例：青森県・津軽地域

　図2-8に、内閣の「医療・介護情報の活用による改革の推進に関する専門調査会」(2016〔平成28〕年10月)に厚生労働省から示された実際の地域医療構想の例を示した。これは、青森県の地域医療構想の概要と、特に津軽地域についての記載部分を抜粋したものである。これを見ると、青森県全体では、全国の趨勢と同様に、病床機能報告集計数が必要病床数を相当程度上回る(病床過剰)一方で、回復期病床の大幅な不足が見込まれている。青森県では、地域で不足する医療機能や医療機能ごとの区域完結率、患者の受療動向等について

第2章 医療提供体制の仕組み

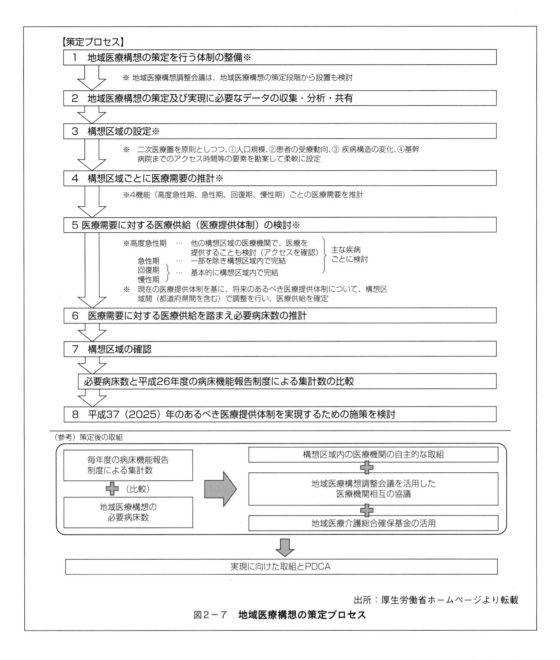

図2-7 地域医療構想の策定プロセス

分析したうえで、地域医療構想を実現するための施策として、自治体病院等の機能再編成の推進と介護施設等も含めた在宅医療の提供体制の整備等を記載している。図には、そのうち、津軽地域のデータおよび記載の抜粋を示している。津軽地域においては、中小規模の病院が併存しており、一部自治体病院の病床利用率が低迷するなど、再編・ネットワーク化の検討が必要であるとされている。そして、具体的な改革の方向性として、中核病院として高度医療、専門医療、救急医療等を担う医療機関を整備し、その他の自治体病院の

病床規模の縮小、回復期・慢性期への機能分化等を図るとともに、民間医療機関との役割分担と連携の明確化を行うとしている。

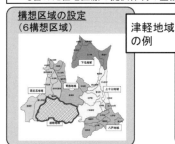

青森県の地域医療構想の概要と津軽地域の記載について

概要
- 県全体では、約3,500床（平成26年病床機能報告集計数の約20％）が過剰となる一方で、回復期機能約2,800床（現在の約200％相当）が不足すると推計。
- 「地域で不足する医療機能」、「医療機能毎の区域完結率及び医療需要」、「患者の受療動向」等について分析の上、地域医療構想を実現するための施策として、「自治体病院等の機能再編成の推進」と「介護施設等も含めた在宅医療の提供体制の整備」等を記載

構想区域の設定（6構想区域）　津軽地域の例

津軽地域における2025年の必要病床数と在宅医療等の必要量
- 津軽地域では、合計で約1,200床が過剰となる一方で、回復期機能が約800床不足すると推計

区分	平成26(2014)年における機能別病床数（病床機能報告）	平成37(2025)年における必要病床数
高度急性期	829床	318床
急性期	2,310床	1,110床
回復期	434床	1,244床
慢性期	530床	467床
病床計	4,391床	3,139床
在宅医療等の必要量	ー	3,461人／日

津軽地域の地域医療構想達成に向けたポイント（津軽地域の記載の抜粋）
- 200〜300床の中小規模の病院（国立病院機構弘前病院、弘前市立病院、黒石市国保黒石病院）が併存しており、また、一部自治体病院の病床利用率の低迷など、再編・ネットワーク化の検討が必要。
- 自治体病院等の機能分化・連携の方向性として、中核病院として、高度医療、専門医療、救急医療等を担う医療機関を整備し、その他の自治体病院の病床規模の縮小、回復期・慢性期への機能分化等を図るとともに、民間医療機関との役割分担と連携の明確化を行う。

出所：厚生労働省ホームページより転載

図2-8　地域医療構想の例

第2章 医療提供体制の仕組み

救急医療体制の現状と課題

1 救急医療の体制

　救急医療の体制整備は、地域の医療提供体制を象徴する事業であり、医療計画における「5事業」においても重要な柱の1つとして位置付けられてきた。わが国の現在の救急医療体制は、初期救急、第二次救急、第三次救急の3段階の体系をとっている(図2-9)。

　初期救急医療は、比較的軽症の救急患者を受け入れるためのシステムである。これには、在宅当番医制と休日夜間急患センターの2つがある。在宅当番医制は、休日および夜間において、郡市医師会ごとに、在宅当番医制により、複数の医師が対応するものである。また、休日夜間急患センターは、地方自治体が整備する急患センターで、休日および夜間において比較的軽症の患者に対応することとなっている。

　第二次救急医療は、入院治療を必要とする重症の救急患者を受け入れるためのシステム

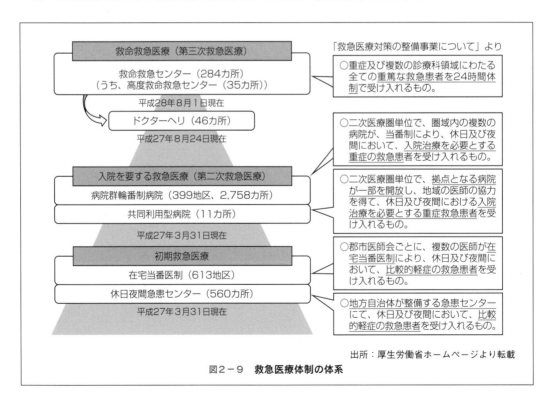

図2-9　救急医療体制の体系

である。二次医療圏単位で、圏域内の複数の病院が当番制により、休日および夜間における対応を行っている(病院群輪番制度)。また、拠点となる病院が一部を開放し、地域の医師の協力を得て、休日および夜間における対応を行っているケースもある(共同利用型病院)。

第三次救急医療(救命救急医療)は、二次救急では対応できない重症および複数の診療科領域にわたるすべての重篤な救急患者を24時間体制で受け入れるものである。そのうち、広範囲熱傷や四肢切断等の特に高度な診療機能を提供するものについては、高度救命救急センターとして指定されている。また、近年ではいわゆるドクターヘリの整備も進んできている。

2 救急医療の現状

わが国の救急医療の現状についてデータに基づいて検討してみよう。図2-10には、近年の救急出動件数および搬送人員の推移を示した。これを見ると、どちらも直近の6年間連続の増加となっており、過去最多を更新している状況にあることがわかる。

また、救急搬送における医療機関の受入状況(重傷以上傷病者)を図2-11に示した。医療機関の照会回数4回以上の事案が全体の3.2％、現場滞在時間30分以上の事案が5.3％あり、いわゆる「たらいまわし」の状況が完全には解消されていないことがわかる。特に、

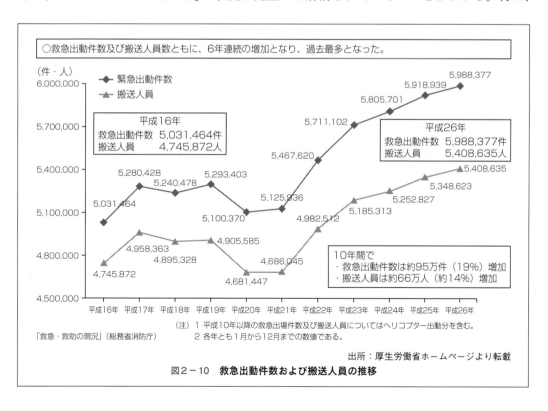

図2-10 救急出動件数および搬送人員の推移

第2章 医療提供体制の仕組み

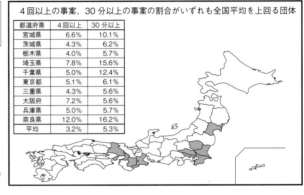

図2-11 救急搬送における医療機関の受入状況(重症以上傷病者)

首都圏や近畿圏といった大都市部においてこうした事案の割合が高いことが示されている。

次に、年齢区分別の搬送人員構成比率の推移を見ると、高齢者の割合が急増しており、全体の5割以上を占めていることがわかる（図2-12）。また、この10年間の変化を、小児、成人、高齢者に3区分して見てみると、救急搬送人員の伸びは、年齢別では高齢者が多く、重症度別では軽症・中等症が多いことがわかる（図2-13）。

3 救急医療の課題と対応の方向性

以上のような状況を踏まえ、厚生労働省の「医療計画の見直し等に関する検討会」提出資料（2016〔平成28〕年9月）においては、救急医療における現状と課題を次のように要約している。①救急搬送人員は年々増加傾向である。特に、高齢者の救急搬送が全体の半数以上となり、内訳として軽症・中等症の搬送が増加している、②救命救急センター等救急医療体制の整備は進んでいるが、医療機関によって受入状況に差が見られる、③いわゆる救急医療の出口問題等に対応するため、救急医療機関とかかりつけ医や関係機関との連携がより重要となっている。

そして、見直しの方向性として、次の2点を提示している。すなわち、①適正な搬送先

救急医療体制の現状と課題 ⑦

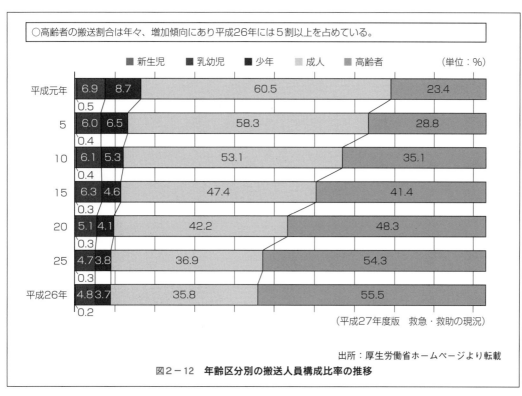

図2-12　年齢区分別の搬送人員構成比率の推移

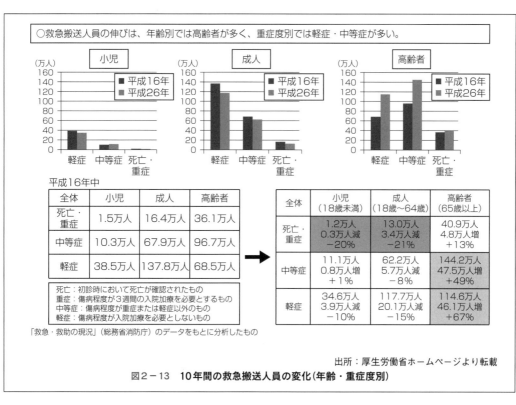

図2-13　10年間の救急搬送人員の変化(年齢・重症度別)

の選定や円滑な救急搬送受入体制の構築に対応するため、地域のメディカルコントロール（MC）協議会等をさらに活用するとともに、地域住民の理解を深めるための取組も進めることが必要ではないか、②いわゆる出口問題等に対応する観点から、救命救急センターを含む救急医療に係る医療提供者の機能と役割を明確にしつつ、地域包括ケアシステムの構築に向け、より地域で連携したきめ細かな取組が必要ではないか。

　ちなみに、メディカルコントロール体制とは、消防機関と医療機関との連携によって、各種プロトコールの作成、医師の指示、指導、助言、救急活動の事後検証、再教育等により、医学的観点から、救命救急士を含む救急隊員が行う応急処置等の質を保証する仕組みのことである。

8 医師の養成をめぐる諸問題

1 医師数の推移

　わが国の医師数は、図2－14に見るように、全国的には毎年約4,000人程度のペースで着実に増加している。その結果、人口10万対医師数は、2014(平成26)年で244.9人まで増加してきた。しかしながら、この水準は、表2－2(35ページ参照)に示したように、先進諸国の中ではまだ低い方であり、全般的な「医師不足」が議論される1つの背景になっている。

　一方で、都道府県別に見ると、依然としてかなりの地域差が見られる(図2－15)。人口10万対医師数(平成26年)で最も多い京都府(307.9人)は、最も少ない埼玉県(152.8人)の約2倍の水準となっている。東京都等を除くと、病床数の地域差と同じく、全体として「西高東低」の傾向が見てとれる。また、二次医療圏別に見ると、同じ都道府県内でもさらに大きな差がある。医師の「地域偏在」の問題は依然として大きな政策課題であると言える。

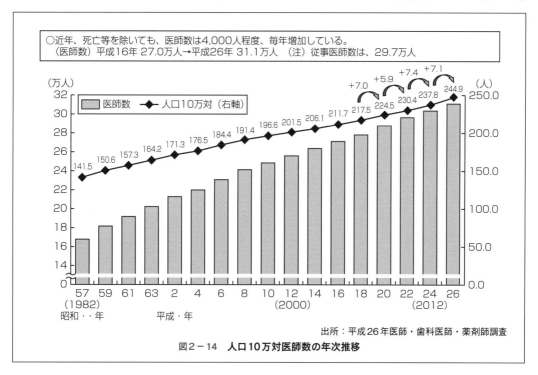

図2－14　人口10万対医師数の年次推移

第2章 医療提供体制の仕組み

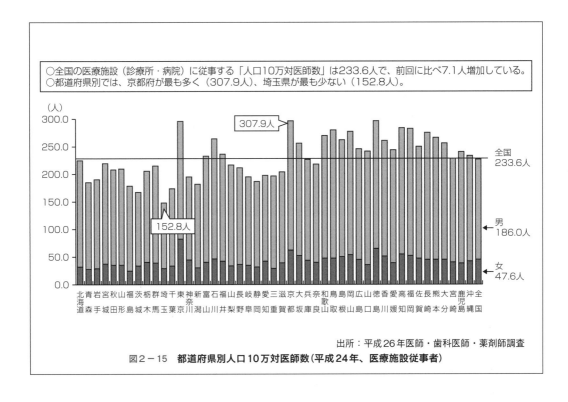

図2-15 都道府県別人口10万対医師数（平成24年、医療施設従事者）
出所：平成26年医師・歯科医師・薬剤師調査

　さらに、診療科別の医師数の推移を見ると、多くの診療科で医師数は増加傾向にあることがわかる（図2-16）。しかしながら、外科や産科・産婦人科は1994（平成6）年当時の水準を割り込むなど、診療科によって、その趨勢にはかなりの相違がある。一方、女性医師の割合が近年急速に増加しつつあり、2014年で、全医師数の20.4％を占めるに至っている。女性医師は眼科や麻酔科等を選択する割合が高く、外科が少ない等、こうした「診療科の偏在」の一因となっている面もある。

2 医学部入学定員の推移

　医師数を規定する最大の要因は、大学医学部の入学定員である。図2-17に示したように、医学部の入学定員は、1970年代の「一県一医大構想」の推進によって急増した。しかしながら、その後、1980年代に入ると、「医師過剰」への懸念から医学部新設は行われなくなり、また、1982（昭和57）年の閣議決定によって、医師（および歯科医師）については、「全体として過剰を招かないように配慮」することとなった。これを受けて、1980年代後半から医学部入学定員の削減が行われ、入学定員は減少から横ばいの時代が長く続いた。
　その後、医師不足問題の深刻化、とりわけ病院勤務医の過酷な勤務状況による「医療崩壊」と呼ばれるような事態が大きな社会問題となり、これまでの医師数抑制政策が見直され、医学部入学定員の増加に政策が大きく転換した。そして、入学定員は、2007（平成19）年

医師の養成をめぐる諸問題 **8**

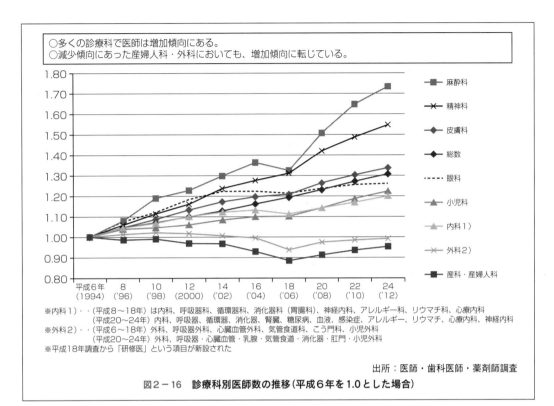

図2－16　診療科別医師数の推移（平成6年を1.0とした場合）

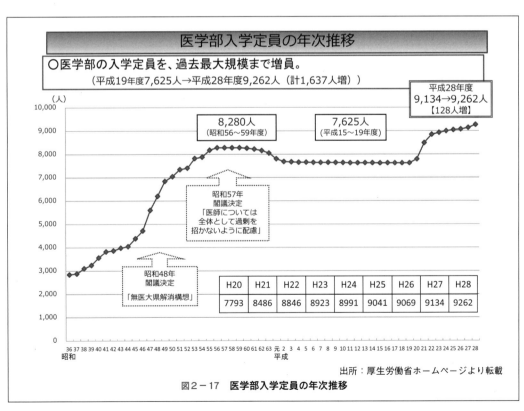

図2－17　医学部入学定員の年次推移

度の7,625人から、2016(平成28)年度には9,262人まで20％以上増加するに至っている。

3 臨床研修制度

　医師の臨床研修については制度的な変遷があるが、現在の臨床研修制度の前には、努力義務規定としての臨床研修制度があった。この制度の下では、大学医学部卒業後、医師国家試験を受験し、医師免許取得後も2年以上の臨床研修を行うよう努めるものとされていた。実際には9割近い医師が臨床研修を受けていたが、研修医の7割が大学病院で、3割が臨床研修病院で研修を実施していた。また、研修医の4割程度は、出身大学(医局)関連の単一診療科によるいわゆるストレート方式による研修を受けており、幅広い診療能力が身に付けられる総合診療方式(スーパーローテイト)による研修を受けていた研修医は少なかった。

　こうした臨床研修制度については、①地域医療との接点が少なく、専門の診療科に偏った研修が行われ、「病気を診るが、人は診ない」と評されていたこと、②多くの研修医について、処遇が不十分で、アルバイトをせざるを得ず、研修に専念できない状況であったこと、③出身大学やその関連病院での研修が中心で、研修内容や研修成果の評価が十分に行われてこなかったこと、等の問題点が指摘されてきた。このため、制度の見直しが行われ、2004(平成16)年度から新医師臨床研修制度がスタートした。新制度の下では、診療に従事しようとする医師は、2年以上の臨床研修を受けなければならないこととされ、臨床研修が必修化された。必修化に当たっては、医師としての人格を涵養し、プライマリ・ケアの基本的な診療能力を修得するとともに、アルバイトせずに研修に専念できる環境を整備することを基本的な考え方として、制度の構築が図られた。新医師臨床研修制度においては、研修医は全国の研修病院を自由に選択できることとなり、研修希望医師と研修病院のそれぞれの希望を「マッチング」する仕組みが導入された。

　新しい臨床研修制度の導入により、一定の効果が見られたが、その一方で、地域における医師不足問題を顕在化させたという批判もあり、研修プログラムの弾力化等一定の見直しが行われた。2010(平成22)年度から実施されている現行の臨床研修制度の概要は以下のとおりである。まず、研修プログラムとしては、必修科目を3科目(内科、救急、地域医療)に絞っている(従来は、内科、外科、救急〔麻酔科含む〕、小児科、産婦人科、精神科、地域保健・医療の7科目であった)。また、選択必修科目として、外科、麻酔科、小児科、産婦人科、精神科の5科目から2科目を選択することとしている。そして2年目から専門の診療科での研修を可能とし、従来のような多くの診療科を巡回する研修も可能としている。また将来、産科、小児科を希望する研修医を対象とした研修プログラムも用意された(研修プログラムのイメージの一例を図2－18に示している)。その一方で、年間入院患者数の要件等、臨床研修病院の指定基準の強化も図られている。

医師の養成をめぐる諸問題 ⑧

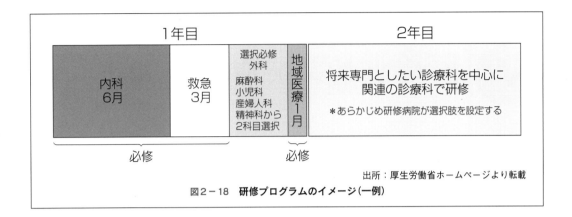

図2-18 研修プログラムのイメージ(一例)

　図2-19に、新医師臨床研修制度スタート直前の2003(平成15)年度以降の研修内定者数の状況を示した。これを見ると、新制度2年目の2005(平成17)年度に臨床研修病院が大学病院を上回ってから、一貫してこの傾向が続いている。2017(平成29)年度においては、臨床研修病院58.6％、大学病院41.4％となっている。

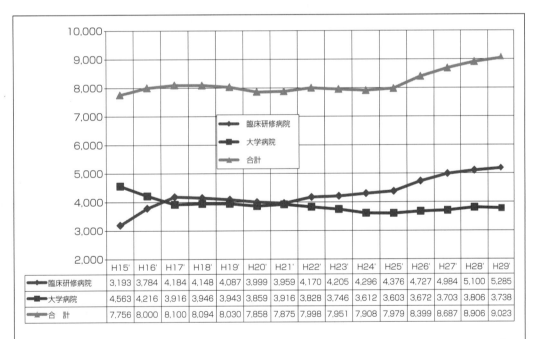

出所：厚生労働省ホームページより転載

図2-19 臨床研修内定者数の推移

9 医療事故と医療安全対策

1 医療事故をめぐる動き

　医療は、病気やけがの治療のために患者の心身に対して一定の介入を行うものであるが、そこには最大限の安全性の確保が求められる。わが国では、1999（平成11）年から2000（平成12）年にかけて、大学病院等で大きな医療過誤事件が相次ぎ（表２－７）、医療安全に対する国民の関心が高まった。このため、2001（平成13）年には、厚生労働省に医療安全推進室が設置され、医療安全対策検討会議も開催された。そして、2002（平成14）年には、医療安全対策検討会議において、「医療安全推進総合対策」が策定され、医療機関に対して、医療安全管理のための整備確保が義務化された。

　その後、2006（平成18）年２月には、福島県立大野病院にて、帝王切開中の出血により妊婦が死亡した事例（2004〔平成16〕年12月）について、執刀した産科医が業務上過失致死および医師法第21条（異常死の届出義務）違反容疑で逮捕、起訴されるという事件が起こった。この逮捕、起訴に関しては、医療行為に伴う不確実性の問題等をめぐって、医療界のみならず社会的にも大きな議論が引き起こされた。結局、2008（平成20）年８月に福

表２－７　1999年～2000年に起こった主な医療過誤

◆ 1999年（平成11年）1月：横浜市立大学附属病院
　心臓手術予定患者と肺手術予定患者を間違えて手術室へ移送し、本来の部位と異なる部位の手術が施行された。

◆ 1999年（平成11年）2月：東京都立広尾病院
　術後の患者血管内に血液凝固阻止剤と消毒薬を間違えて点滴し、患者が死亡した。

◆ 2000年（平成12年）2月：京都大学医学部附属病院
　人工呼吸器の加湿器に蒸留水とエタノールを間違えて注入し、長時間にわたるエタノール吸入により患者が中毒死した。

◆ 2000年（平成12年）4月：東海大学医学部付属病院
　内服薬を誤って血管内に点滴し、患児が死亡した。

出所：厚生労働省ホームページより転載

島地方裁判所において、業務上過失致死と医師法違反のいずれの容疑についても無罪とする判決が出され、検察側も控訴を断念したため、地裁判決が確定した。そして、この事件を1つの契機として、医療事故の原因究明と再発防止のための仕組みづくりをめぐる議論が活発に行われるようになった。

2 医療事故調査制度

医療事故調査制度は、第6次医療法改正により、「第3章　医療の安全の確保」の章に位置付けられ、医療事故の再発防止によって、医療の安全を確保することを目的とする制度であり、2015（平成27）年10月から施行されている。その全体像は、図2-20に示したとおりである。

対象となる医療事故（医療機関に勤務する医療従事者が提供した医療に起因し、または起因すると疑われる死亡または死産であって、当該医療機関の管理者がその死亡または死産を予期しなかったもの）が発生した場合、医療機関は、遺族に対する説明のうえ、医療事故調査・支援センター（センター）へ報告を行い、必要な調査を実施し、その結果について遺族への説明及びセンターへの報告を行う。また、医療機関または遺族から調査の依頼があったものについて、センターが調査を行い、その結果を医療機関及び遺族への報告を行うこととしている。そして、センターは、医療機関が行った調査結果の報告に係る整理・

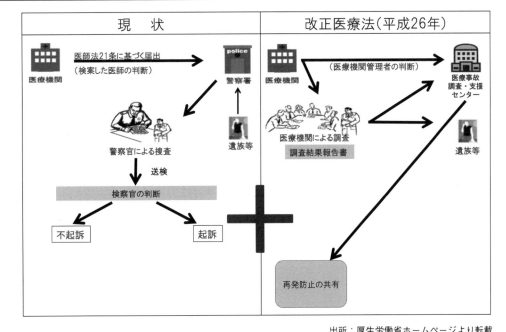

出所：厚生労働省ホームページより転載

図2-20　**医療事故をめぐる全体の構図**

分析を行い、医療事故の再発の防止に関する普及・啓発を行うこととされている。

3 医療機関の医療安全管理体制

　医療法第6条の12においては、病院、診療所または助産所の管理者は、①医療の安全を確保するための指針の策定、②従業者に対する研修の実施、③その他の当該病院、診療所または助産所における医療の安全を確保するための措置を講じなければならないとされている。そして、この規定を踏まえ、医療法施行規則第1条の11においては、病院等の管理者は次のような医療安全のための体制を確保しなければならないことが規定されている（医療に係る安全管理のための指針を整備すること、医療に係る安全管理のための委員会を開催すること、医療に係る安全管理のための職員研修を実施すること、医療機関内における事故報告等の医療に係る安全の確保を目的とした改善のための方策を講ずること）。なお、特定機能病院については、専任の医療に係る安全管理を行う者の配置等、より厳格な体制整備が求められている。

　医療事故情報の収集については、2004（平成16）年10月から事業が実施されている。その概要は図2－21に示したとおりである。対象となる医療機関は、特定機能病院、（独）

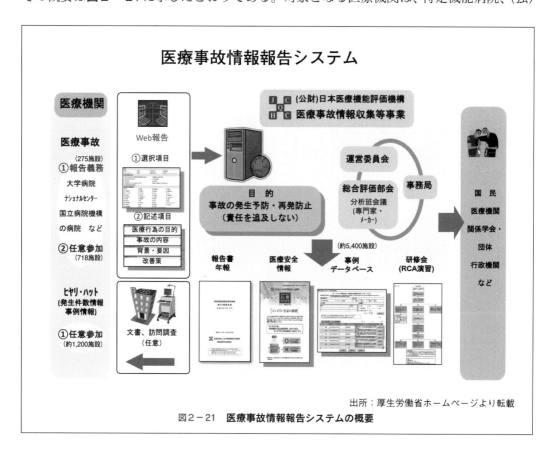

図2－21　医療事故情報報告システムの概要

国立病院機構の病院等の報告義務医療機関(2016年末現在276病院)および参加登録申請医療機関(同755病院)である。医療事故情報の収集は、事故の発生予防、再発防止を目的とするものであり、公益財団法人・日本医療機能評価機構が事業運営に当たっている。2016(平成28)年1年間の報告義務医療機関による事故報告件数は総数3,882、うち死亡338件となっている。これを事故の概要として分類してみると(図2-22)、転倒、転落、誤嚥等の療養上の世話が36.8％と最も多く、次いで治療・処置30.1％、薬剤7.2％等となっている。

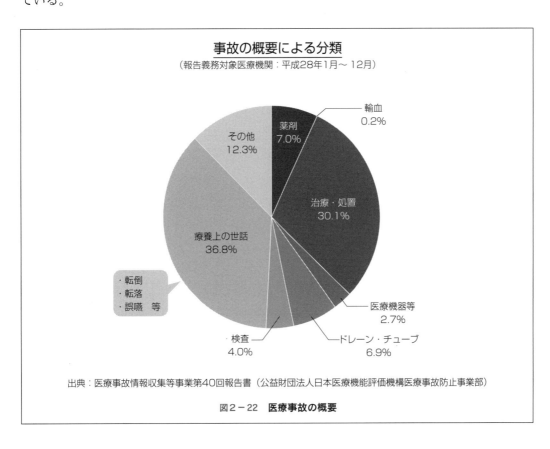

図2-22　医療事故の概要

10 医療におけるICT化の進展

1 医療分野における情報化の現状

　住み慣れた地域で安心して質の高い医療サービスを受けながら生活していけるような社会を目指し、地域における医療機関等の間で必要な情報連携を進めていくことは重要である。ICT(Information and Communication Technology：情報コミュニケーション技術)を活用したネットワークを構築することで、こうした情報連携を効果的に進め、地域における質の高い医療の提供に寄与することが期待されている。

　図2－23に、医療機関における電子カルテシステム等の普及状況の推移を示した。これを見ると、近年、電子カルテシステム、オーダリングシステム共に大規模病院を中心に普及してきていることがわかる。しかしながら、200床未満の中小病院や診療所においては、まだその普及度合いは小さい。一方、電子カルテシステムについては、院内での利用

電子カルテシステム					
	一般病院 (※1)	病床規模別			一般診療所 (※2)
		400床以上	200～399床	200床未満	
平成20年	14.2% (1,092／7,714)	38.8% (279／720)	22.7% (313／1,380)	8.9% (500／5,614)	14.7% (14,602／99,083)
平成23年 (※3)	21.9% (1,620／7,410)	57.3% (401／700)	33.4% (440／1,317)	14.4% (779／5,393)	21.2% (20,797／98,004)
平成26年	34.2% (2,542／7,426)	77.5% (560／710)	50.9% (682／1,340)	24.4% (1,310／5,376)	35.0% (35,178／100,461)

オーダリングシステム					
	一般病院 (※1)	病床規模別			
		400床以上	200～399床	200床未満	
平成20年	31.7% (2,448／7,714)	82.4% (593／720)	54.0% (745／1,380)	19.8% (1,110／5,614)	
平成23年 (※3)	39.3% (2,913／7,410)	86.6% (606／700)	62.8% (827／1,317)	27.4% (1,480／5,393)	
平成26年	47.7% (3,539／7,426)	89.7% (637／710)	70.6% (946／1,340)	36.4% (1,956／5,376)	

【注釈】
(※1) 一般病院とは、病院のうち、精神科病床のみを有する病院および結核病床のみを有する病院を除いたものをいう。
(※2) 一般診療所とは診療所のうち歯科医業のみを行う診療所を除いたものをいう。
(※3) 平成23年は、宮城県の石巻医療圏、気仙沼医療圏および福島県の全域を除いた数値である。

出所：医療施設調査(厚生労働省)

図2－23　電子カルテシステム等の普及状況の推移

医療におけるICT化の進展

に加えて、近年、地域において他の医療機関との間で診療情報を共有し、機能分化と連携によって、切れ目のない医療サービスを提供しようとする動きも出てきている。今後、地域連携をさらに進めていくためには、中小病院や診療所の参加が課題となってこよう。

2　レセプト電子化の進展

　図1-6（16ページ参照）に示したわが国の医療におけるサービスとカネの流れをもう1度見てもらいたい。この図で、病院や診療所等の医療機関は、提供した医療サービスに関する「請求書」として、レセプト（診療報酬明細書）を作成して、これを支払基金や国保連といった審査支払機関に提出している。そして、審査支払機関はこのレセプトを審査の上、医療機関に診療報酬を支払うという仕組みになっている。そして、このレセプトについては、長い間「紙媒体」での提出しか認められてこなかった。実際には多くの医療機関においては、レセコン（レセプトコンピューター）によって電子レセプトの形で作成されたものを、またわざわざ「紙」に打ち出して審査支払機関に提出していたのである。これは手間やコストがかかるばかりではなく、実際の審査支払がきわめて非効率なものとなっていた。これを電子化しようという当然の動きが近年起こり、紆余曲折を経て、結局、現在ではほとんどのレセプトが紙媒体ではなく、オンライン請求または電子媒体の形で提出されるように

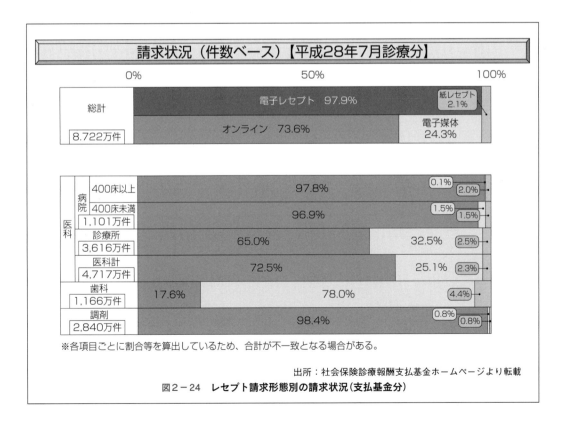

図2-24　レセプト請求形態別の請求状況（支払基金分）

なっている（図2－24）。

　こうしたレセプトの電子化は、審査支払の効率化の他にもう1つ重要な効果をもたらすと考えられる。図1－6に示したように、レセプトは、最終的には、費用支払者である医療保険者のところに送られる。これは、レセプトの「請求書」という性格を考えれば当然のことである。そして、これまでの「紙」に代わって、「電子情報」という形で、レセプト情報が保険者の下に蓄積していく。これは保険者にとっては、「紙」に比べ、はるかに使い勝手の良い情報である。一方、保険者に実施が義務化されている特定健康診査、特定保健指導の情報は当初から電子化されていた。こうした電子化された健診情報やレセプト情報を組み合わせて活用することで、有効な加入者指導をはじめ、これまでできなかったさまざまなことを保険者ができるようになる。こうした環境変化を踏まえ、保険者に対して「データヘルス計画」を策定し、加入者の健康の一層の保持増進を図っていくことが求められている。

確認問題

問題1
わが国の医療提供体制に関する記述のうち、正しいものはどれか。次の選択肢の中から正しいものをすべて選びなさい。

[選択肢]

①有床診療所の施設数は急速に減少し、病院総数を下回るに至っている。

②いわゆる「インフォームド・コンセント」は、法的に位置付けられていない。

③救急医療に占める65歳以上高齢者の搬送割合は5割を超えている。

④医療法人立病院が病床過剰地域で増床しようとした場合、都道府県知事はその許可を与えないことができる。

⑤医学部入学定員は、近年急速に増加し、1万人を超えるに至っている。

確 認 問 題

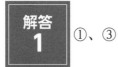

解答 1 ①、③

①〇：有床診療所数はすでに8,000を割り込んでいる。

②×：医療法第1条の4第2項に努力義務規定として位置付けられている。

③〇：2014（平成26）年現在、55.5％を占めている。

④×：これは公的病院等についての規定であり、民間病院については、医療法上の規制は勧告に留まっている。

⑤×：2016（平成28）年度現在、9,262人に留まっている。

確認問題

問題2 地域医療構想に関する記述のうち、正しいものはどれか。次の選択肢の中から正しいものをすべて選びなさい。

[選択肢]

①いわゆる「2025年ビジョン」の目標年次である2025年は、わが国の人口高齢化のピークの年である。

②地域医療構想における構想区域は二次医療圏単位を原則としている。

③地域医療構想における一般病床の必要病床数の算定に当たっては、一定の地域差縮小措置がとられている。

④地域医療構想調整会議のメンバーは、関係する病院関係者のみから構成されている。

⑤地域包括ケア病棟は、4つの医療機能のうち、すべて回復期に該当する。

確認問題

解答 2 ②

解説 2

①×：人口高齢化のピークは2042年である。2025年はすべての団塊の世代が皆後期高齢者になるという象徴的な年である。

②○：二次医療圏を原則としつつ、地域の実情を勘案して柔軟に設定することが望ましいとされている。

③×：これは慢性期(療養病床)についての話である。

④×：医療関係者のみならず医療保険者もメンバーとすることとされている。

⑤×：診療報酬上の制度である地域包括ケア病棟は、回復期を選択しているところが多いとはいえ、急性期や慢性期を選択しているところもある。

第3章
最近の医療政策をめぐる動向と今後の展望

1 少子高齢化の進展と医療政策の課題
2 社会保障・税一体改革の概要
3 在宅医療の推進と地域包括ケアの構築
4 療養病床の再編
5 公立病院の経営改革
6 医療従事者の需給推計
7 専門医制度の動向
8 国民健康保険の改革
9 医療費の適正化
10 経済成長戦略と医療

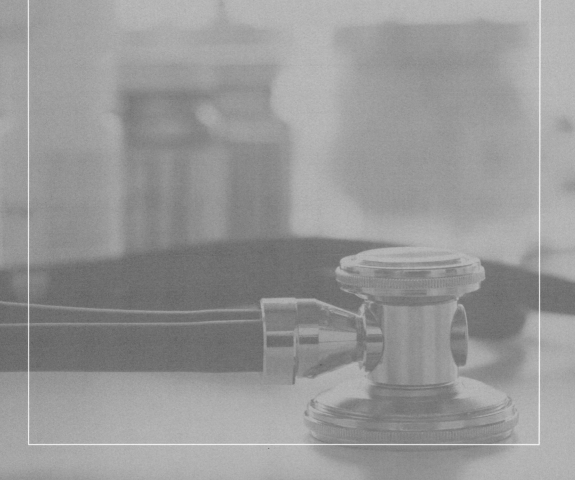

少子高齢化の進展と医療政策の課題

1 「人口減少社会」の到来

　わが国の総人口は、第2次大戦後、ほぼ一貫して増加を続け、1967(昭和42)年には初めて1億人を超え、2008(平成20)年に1億2,808万人でピークに達した(図3-1)。そして、その後は人口減少局面に転じ、2016(平成28)年現在、1億2,693万人となっている。「日本の将来人口推計」(平成29年推計・国立社会保障・人口問題研究所)によれば、わが国の人口は今後も減少し続け、2053年には9,924万人と1億人を割り込み、2065年には8,808万人になるものと推計されている(出生中位・死亡中位推計)。「人口減少社会」がすでに現実のものとなっているわけであり、このことは、医療や介護を含むわが国の経済社会システム全体に大きな影響を及ぼすことが予想される。

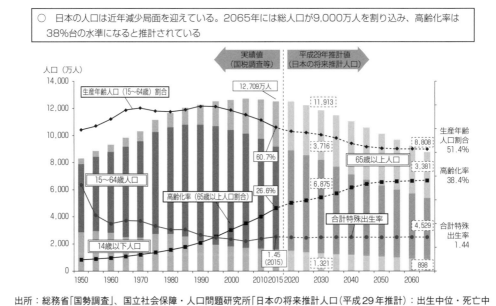

出所：総務省「国勢調査」、国立社会保障・人口問題研究所「日本の将来推計人口(平成29年推計)：出生中位・死亡中位推計」(各年10月1日現在人口)、厚生労働省政策統括官付人口動態・保健社会統計室「人口動態統計」

図3-1　わが国の総人口の推移

2 「労働力減少社会」の到来

「人口減少社会」は、同時に「労働力減少社会」でもある。図3−2には、年齢3区分別人口の推移を示した。これを見ると、年少人口（14歳以下）割合は、戦後ほぼ一貫して減少傾向が続いている。また、生産年齢人口（15〜64歳）割合については、1990年代以降減少が続き、現在6割ぎりぎりの水準まで低下してきていることがわかる。そして、将来推計（出生中位・死亡中位推計）においても、この傾向は続き、生産年齢人口割合が5割程度にまで低下することが見込まれている。一方、これとは対照的に、高齢化率（65歳以上人口割合）は急速に上昇し、2016（平成28）年現在、27.3％に達している。そして、今後ともこの上昇は続き、2065年時点では、高齢化率は38.4％、つまり、総人口の2.5人に1人近くが65歳以上の高齢者となることが見込まれている。「労働力」を何歳から何歳までと見るかにもよるが、いずれにしても、全体として「労働力減少社会」となってきていることは間違いなく、医療や介護のような「労働集約的」な分野においては、特に大きな影響が出てくることが予想される。

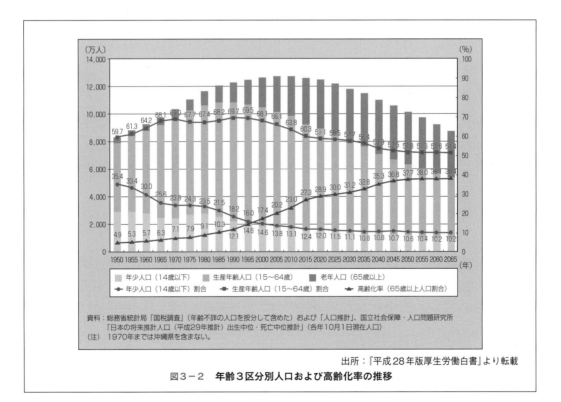

図3−2　年齢3区分別人口および高齢化率の推移

3 人口高齢化の地域差

人口高齢化の進展にも地域間で大きな差がある。都道府県別の高齢化率については、現

在は、大都市圏に属する都府県や沖縄県で低く、それ以外の地方圏で高い傾向にある。将来もこの基本的傾向に変わりはないが、伸び率で見ると、逆に大都市圏や沖縄県のほうが高く、その他の地方圏では低い傾向にある。図3-3に示したように、2015(平成27)年と2045年を比較すると、高齢化率が最も上昇するのは沖縄県、神奈川県、東京都といった地域であり、逆に、秋田県、高知県、山口県など12県では高齢化率が低下することが見込まれている。今後、特に大都市圏等における高齢化が大きな問題となってくることが予想される。

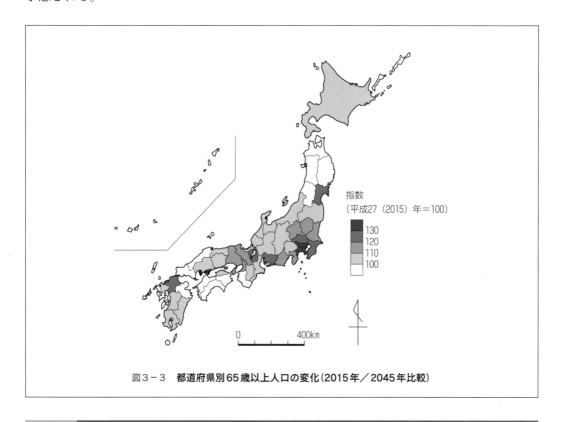

図3-3　都道府県別65歳以上人口の変化(2015年／2045年比較)

4　平均寿命と健康寿命

　わが国の平均寿命は、戦後の経済発展の下での生活環境の著しい改善や医学・医療の進歩等により急速に伸び、2016(平成28)年には、男性80.98年、女性87.14年と世界でもトップクラスの長寿国となっている。一方、「健康上の問題で日常生活が制限されることなく生活できる期間」と定義される健康寿命についても、2013(平成25)年で、男性71.19年、女性74.21年と、こちらも世界トップクラスの水準にある。
　しかしながら、平均寿命と健康寿命の推移を見てみると、両者ともに伸びてはいるが、平均寿命と健康寿命との差、すなわち「日常生活に制限のある不健康な期間」で見ると、2001(平成13)年から2013(平成25)年の12年間で、男性は8.67年から9.02年へ、女性

は12.28年から12.40年へと、若干の拡大傾向が見てとれる（図3-4）。こうした期間の拡大は、個人や家族の「生活の質（QOL：Quality of Life）」の低下を招くとともに、医療費や介護給付費等の社会保障費用の増大にもつながり、望ましいこととは言えない。今後、平均寿命の伸長とともに、健康寿命をそれ以上に伸ばし、両者の差を縮小していくことが望まれる。

いわゆる「アベノミクス」における「日本再興戦略」の3つのアクションプランの1つである「戦略市場創造プラン」においては、4つのテーマのトップに「国民の『健康寿命』の延伸」を掲げている。そして、「目指す社会像」として、予防から治療、早期在宅復帰に至る適正なケアサイクルの確立を挙げ、「効果的な予防サービスや健康管理の充実により、健やかに生活し、老いることができる社会」の実現に向けた取り組みを進めるとしている。

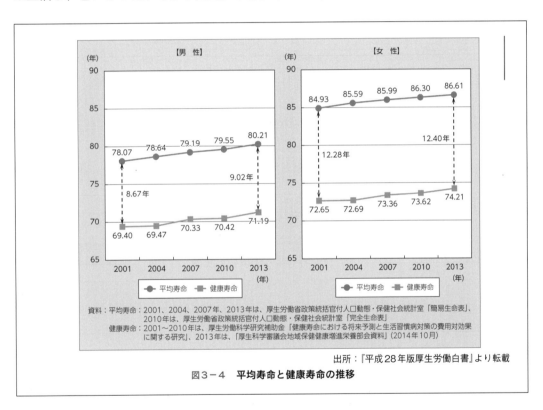

図3-4　平均寿命と健康寿命の推移

5　「多死社会」の到来、死亡場所の変化

戦後、公衆衛生の改善や医学・医療の進歩等により、わが国における死亡の状況は急速に改善し、1966（昭和41）年には死亡数が最も少ない67万人、1979（昭和54）年には死亡率が最も低い6.0となった。しかしながら、その後、人口の高齢化を反映して、死亡数は増加傾向に転じ、2003（平成15）年に100万人を超え、2016（平成28）年では、死亡数130万人、死亡率10.5となっている（図3-5）。

将来の死亡の推移については、死亡数は今後も増加し続け、2039年に167万人でピークに達し、その後減少に転ずるものと見込まれている（出生中位・死亡中位推計）。一方、死亡率については、2065年まで一貫して上昇していくことが見込まれている。毎年多くの人が死亡する「多死社会」になってきていると言える。

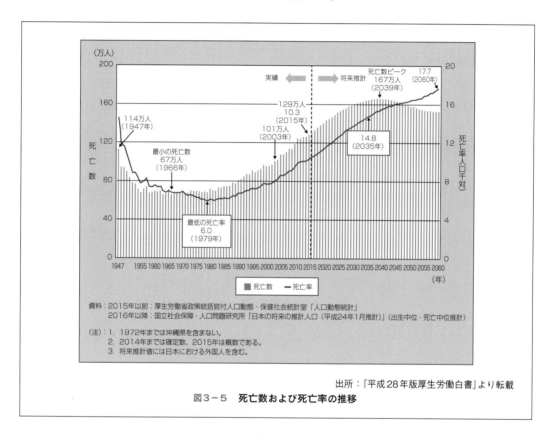

図3-5　死亡数および死亡率の推移

一方、図3-6には、死亡場所別に見た死亡数および構成割合の推移を示した。これを見ると、1951（昭和26）年には、自宅で死亡する人の割合は8割を超えていたのに対し、医療機関で死亡する人の割合は1割強に過ぎなかったことがわかる。しかしながら、この構成割合は、その後急速に変化し、1970年代後半には逆転し、2014（平成26）年現在、医療機関で死亡する人の割合は77.3％、自宅で死亡する人の割合は12.8％と、ちょうど1950年代とは逆の姿となっている。現在は、病院で死ぬのが普通の、まさに「病院化社会」になっていると言える。ただ、ここ数年こうした状況に変化の兆しが見える。自宅での死亡の割合が増加に転じ、介護施設での死亡も増えてきたことから、医療機関での死亡の割合が減少し始めている。その変化はまだ大きくないが、明らかに趨勢が再び変わりつつあるという点については留意する必要がある。

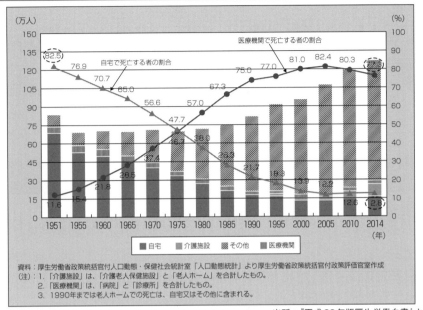

図3-6 死亡場所別死亡数および構成割合の推移

column ⑥ 多死社会とQOD

　多死社会においては、従来の医療におけるQOL（Quality of Life：生活の質）と並んで、QOD（Quality of Death：死の質）という考え方も重要になってくる。イギリスの有名な経済雑誌である『The Economist』誌は、この点に着目して、Quality of Death IndexというQODの国際比較結果を発表している。これによると、1回目の2010年版では、日本は40か国中23位というあまり高くない評価となっている。これに対して、最新の2015年版では、80か国中14位と少し順位が上がっている。2015年版における順番は、1位がイギリスで、次いでオーストラリア、ニュージーランド、アイルランドといった英連邦関連諸国が並んでいる。さらに、5位がベルギー、次いで台湾、ドイツ、オランダ、アメリカ、フランス、カナダ、シンガポール、ノルウェーと来て、次が14位の日本である。以下、20位までスイス、スウェーデン、オーストリア、韓国、デンマーク、フィンランドと続く。

　この『The Economist』誌の評価については、評価方法等をめぐっていろいろ異論の余地がありそうである。しかしながら、大事なのは、こうしたQODという発想であると思われる。特に、多死社会、超少子高齢社会の中で、今後再び在宅死の割合が増大していくことが予想されているわが国においては、QODという考え方は重要になっていくものと考えられる。

2 社会保障・税一体改革の概要

1 医療・介護提供体制における改革の方向性

　2006（平成18）年に、いわゆる医療制度構造改革が実現してから、しばらく大きな医療制度改革はなかったと言える。そうした中で、社会保障と税の一体改革の検討が行われ、2012（平成24）年2月に「社会保障・税一体改革大綱」が閣議決定された。同大綱においては、社会保障制度は「全体として給付に見合う負担を確保できておらず、その機能を維持し制度の持続可能性を確保するための改革が求められている」という基本認識が示されている。そして、社会保障の機能強化・機能維持のための安定財源確保と財政健全化の同時達成を目指すために、医療・介護サービスについては、高度急性期への医療資源集中投入など入院医療の強化、地域包括ケアシステムの構築等を図りつつ、消費税について2014（平成26）年4月に8％、2015（平成27）年10月に10％へと、段階的に税率の引上げを行うことが明示された。そして、国分の消費税収については法律上全額社会保障目的税化するなど、消費税収についてはその使途を明確にし、すべて国民に還元し、社会保障財源化することが記載されている。医療・介護を含む社会保障改革の全体像は図3－7に示したとおりである。同大綱に基づき、一体改革関連法が国会に提出され、2012年8月に成立した。

2 消費税率の引上げ

　消費税率引上げによる増収分の使途については、上述のとおり、すべて社会保障の充実・安定化の財源となる。消費税率が10％まで引き上げられた際には、消費税率5％引上げ分のうち、約1％分（2.8兆円程度）は医療・介護、子ども・子育て支援、年金の各分野の充実に充当される。そして、残りの約4％分（11.2兆円程度）は社会保障の安定化のための財源に充当されることとなっていた。

　その後、第1段階の8％への引上げは、予定どおり、2014年4月に実施された。さらに、医療・介護分野の改革として、同年6月には「地域における医療及び介護の総合的な確保を推進するための関係法律の整備等に関する法律」が成立している。そして、同法に基づき、地域医療構想や地域包括ケアシステムの構築が進められることとなった。この時点では、社会保障・税一体改革は、政権交代（2012年12月に民主党政権から自公政権へ交代した）

の変動を乗り越えて、予定どおり着実に実行されつつあるように見えた。

しかしながら、消費税率の最終的な10％への引上げについては容易ではなく、経済情勢等を理由として、すでに2回引上げが延期されている。まず、2014年11月に、増税時期が1年半先送りされ、2017（平成29）年4月実施とされた。さらに、2016（平成28）年5月には、2019（平成31）年10月まで2年半の再延期が決定された。上述したとおり、医療・介護提供体制の改革はすでに動き始めている中で、2度にわたって消費税増税の実施が延期されたことは、安定財源確保という観点からは大きな問題をはらんでいると言える。

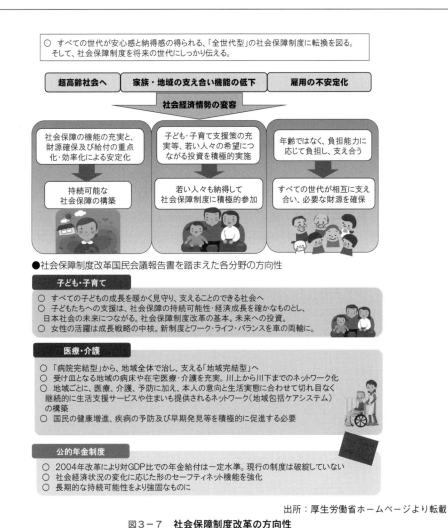

図3-7　社会保障制度改革の方向性

3 在宅医療の推進と地域包括ケアの構築

1　在宅医療に対するニーズ

　人口減少社会、多死社会の中で、人々の医療に対するニーズも変わりつつある。図3－8は、「治る見込みがない病気になった場合、どこで最期を迎えたいか」という質問に対する回答であるが、これを見ると、「自宅」という回答が2分の1以上を占めており、最も多いことがわかる。「病院などの医療施設」等の整備とともに、人々のニーズに応じ、在宅で療養し、看取ることができる体制を構築していく必要がある。

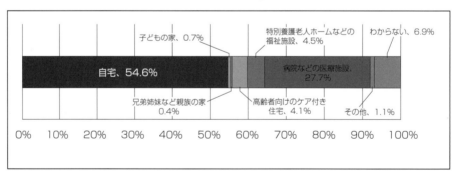

図3－8　最期を迎えたい場所

2　在宅医療推進のための仕組み

　在宅医療推進のため、診療報酬上の種々の工夫も行われてきている。2006（平成18）年の診療報酬改定においては、「在宅療養支援診療所」制度が導入された。在宅療養支援診療

所とは、患家の求めに応じ、訪問診療や往診等の在宅医療を24時間体制で提供する診療所のことであり、診療報酬が一般の診療所に比べ高く設定されている。さらに、その後、病院についても、同様の趣旨の在宅療養支援病院制度が導入されている。これらの医療機関は、在宅医療に対するニーズの大きさを反映して、その届出数が順調に増えてきている（図3-9）が、一方で地域差や、実際に果たしている機能の格差（看取りまで実施しているか否か等）の問題も指摘されている。

　こうした中で、2012（平成24）年の診療報酬改定においては、従来の類型に加えて、機能強化型・連携強化型の在宅療養支援診療所・病院制度が導入された。機能強化型では、従来の要件に加え、複数の医師が在籍し（在宅医療を担当する常勤医師3名以上を配置）、緊急往診と看取りについて一定以上の実績を有する医療機関については、さらに高い評価を行うこととなった。また、これらの追加要件については、他の医療機関と連携して対応することも可能となった（連携強化型）。近年、特に、連携強化型は、図3-9のように、増加しつつある。

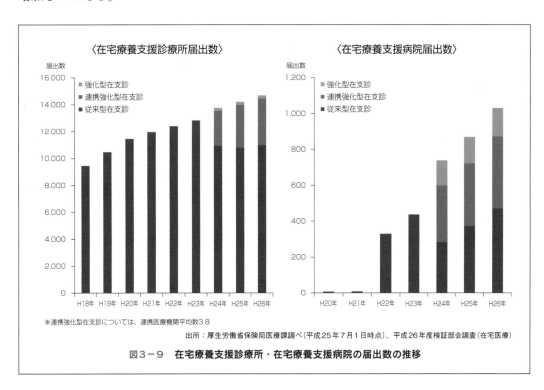

図3-9　在宅療養支援診療所・在宅療養支援病院の届出数の推移

　そして、2016（平成28）年の診療報酬改定においては、在宅医療の提供体制を補完するため、外来応需体制を有しない、在宅医療を専門に実施する診療所に関する評価が、一定の要件の下に新設された。これらを通じ、今後、在宅医療がさらに普及拡大していくことが期待される。

3　訪問看護の状況

　訪問看護は、在宅療養を進めていくうえできわめて重要な役割を担っている。訪問看護は、病院・診療所と訪問看護ステーションの両者から行うことができる。また、訪問看護の利用者は、年齢や疾患、状態によって、医療保険または介護保険の適用となるが、介護保険の給付が医療保険の給付に優先することとされており、介護保険の訪問看護利用者の方が医療保険の訪問看護利用者よりも多くなっている（図3－10）。

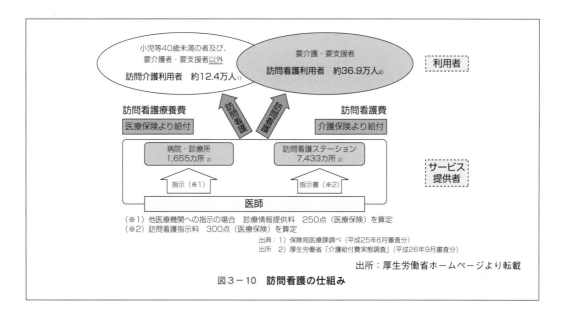

図3－10　訪問看護の仕組み

　訪問看護の事業所数については、長らく低落傾向にあったが、近年、訪問看護ステーション数の増加により、総数でも増加傾向に転じている（図3－11）。これは近年の報酬改定において、訪問看護ステーション経営における「規模の経済」に対応した機能強化型訪問看護ステーションの評価の導入や在宅療養支援医療機関の増加による訪問看護ニーズの増大等が背景にあるものと考えられる。

4　地域包括ケアシステム

　第3章第1節で示した超少子・高齢社会、人口減少社会の下で、2025（平成37）年を目途に、重度な要介護状態となっても可能な限り住み慣れた地域で自分らしい暮らしを人生の最後まで続けることができるよう、住まい・医療・予防・生活支援が一体的に提供される「地域包括ケアシステム」の構築が求められている。特に、今後、認知症高齢者の増加が見込まれることから、認知症高齢者の地域での生活を支えるためにも、地域包括ケアシステムの構築が重要である。また、高齢化の進展には大きな地域差があるため、地域包括ケ

在宅医療の推進と地域包括ケアの構築 ❸

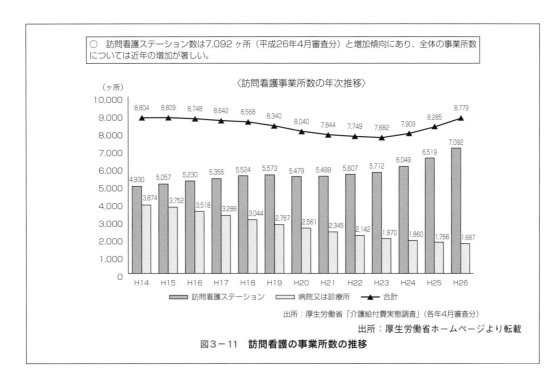

図3-11 訪問看護の事業所数の推移

アシステムは、介護保険の保険者である市町村や都道府県（第3章第8節に示すように、両者は2018〔平成30〕年度以降国保の保険者となる）が、地域の自主性や主体性に基づき、地域の特性に応じて作り上げていくことが求められる。

図3-12には、地域包括ケアシステムの概念図を示した。地域包括ケアシステムは、概ね30分以内に必要なサービスが提供される「日常生活圏域」（中学校区程度）を単位として想定している。

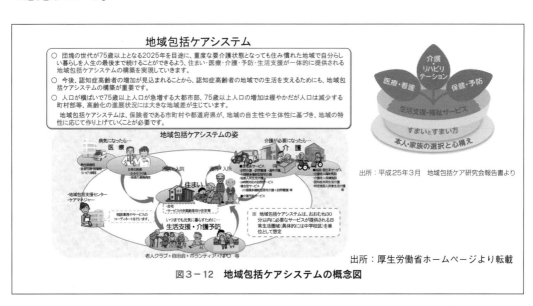

図3-12 地域包括ケアシステムの概念図

この図にあるように、地域包括ケアシステムには5つの構成要素があるとされている。まず、①「住まいと住まい方」である。生活の基盤として、必要な住まいが整備され、本人の希望と経済力にかなった住まい方が確保されていることが地域包括ケアシステムの前提となる。高齢者の尊厳とプライバシーが十分に守られた住環境の整備が重要である。その際、必ずしも在宅=(伝統的な)自宅である必要はない。column⑦に示したサービス付き高齢者向け住宅等を含め、利用者のニーズに応じ、多様な居住系サービスが展開していくことが望まれる。次に、②「介護予防・生活支援サービス」である。心身の能力の低下、経済的理由、家族関係の変化等があっても、尊厳ある生活が継続できるよう生活支援を行っていくことが必要である。生活支援には、食事の準備等外部サービス化できるものから、近隣住民による声掛けや見守り等のインフォーマルな支援まで幅広いものが含まれ、担い手も多様となる。また、生活困窮者等には福祉サービスとしての提供も必要となってくる。そして、③～⑤医療・看護、介護・リハビリテーション、保健・福祉サービスである。各個人の課題にあわせて、これらの専門的サービスが有機的に連携し、一体的に提供される必要がある。また、ケアマネジメントに基づき、必要に応じて、②の介護予防・生活支援サービスと一体的に提供されることが望ましい。そして、これらの5つの構成要素の前提となるのが、「本人の選択と本人・家族の心構え」である。在宅生活を選択することの意味を、本人・家族が十分理解し、そのための心構えを持つことが重要である。

こうした地域包括ケアシステムの構築は、超少子・高齢社会が進行する中で喫緊の政策課題である。現在、地域の実情に応じて、各地域で地域包括ケアシステムの構築に向けた取り組みが始まっている。厚生労働省のホームページでは、それらの中から特色あるものを「地域包括ケアシステム構築モデル例」として取上げ、紹介している(表3-1)。

表3-1　地域包括ケアシステム構築モデル例

市区町村	都道府県	取組の概要
世田谷区	東京都	都市部での医療・介護・予防・生活支援・住まいの一体的な提供に関する取組
長岡市	新潟県	小地域での医療・介護・予防・生活支援・住まいの一体的な提供に関する取組
南部町	鳥取県	既存資源を活用した共同住宅による低所得者の住まいの確保
柏市	千葉県	行政と医師会の協働による在宅医療の推進と医療介護連携
四日市市	三重県	社会福祉法人と地域組織の協働による日常生活支援体制の構築
竹田市	大分県	介護保険外のサービスの開発とそれを活用した介護予防と自立生活支援
上天草市	熊本県	離島における在宅生活の基盤づくり
川越市	埼玉県	認知症施策と家族支援
大和村	鹿児島県	住民が自ら考える互助の地域づくり
境港市・米子市	鳥取県	特養等の施設機能を地域に展開

出所:厚生労働省ホームページより転載

column ⑦ サービス付き高齢者向け住宅

「サービス付き高齢者向け住宅」とは、高齢者の居住の安定確保に関する法律（高齢者住まい法）の改正によって創設された、介護・医療と連携して、高齢者の安心を支えるサービスを提供するバリアフリー構造の住宅である。住宅としての居室の広さや設備、バリアフリーといったハード面で一定の条件を備えるとともに、安否確認（見守りサービス）や生活相談サービスを提供することが要件として求められている。サービス付き高齢者向け住宅の供給を促進するため、建設・改修費に対して国が民間事業者、医療法人、社会福祉法人、NPO等に対して直接補助（建築費の10分の1、改修費の3分の1。上限100万円／戸）を行う等の支援措置をとったため、近年急速に増加している。2018（平成30）年3月末現在、全国で20万9,947戸、6,999棟が登録されている。その普及状況については、かなり地域差があり、首都圏、関西圏、北海道等の地域で多い傾向にある。

サービス付き高齢者向け住宅の設置主体としては、株式会社が59.7％と最も多く、次いで医療法人13.4％、有限会社10.7％、社会福祉法人8.7％等となっている（平成29年8月末調査。以下同じ）。また、業種としては、介護系事業者が67.9％と3分の2以上を占め、次いで医療系事業者14.9％、不動産業者7.7％等となっている。提供されているサービスとしては、下図のように、必須サービスである状況把握・生活相談サービスが100％である他は、食事の提供サービスが95.9％と高いが、それ以外のサービスは実施しているところと実施していないところがある。今後の課題としては、入居者の高齢化に対応して、「外付け」である医療・介護サービスの確保とともに、サービスの質の評価、利用者に対する情報開示といったことが挙げられよう。

図　サービス付き高齢者向け住宅において提供されているサービス

- 状況把握・生活相談サービスはすべての住宅で提供されている。
- 食事サービスが提供されているのは、95.9％である。
- 介護サービスが提供されているのは、47.8％である一方、介護保険における特定施設入居者生活介護等の指定を受けているのは6.6％にとどまる。

■提供サービス　(n=6,747)

	実数	割合
状況把握・生活相談	6,647	100.0％
食事の提供	6,472	95.9％
入浴等の介護	3,223	47.8％
調理等の家事	3,432	50.9％
健康の維持増進	4,101	60.8％
その他	3,414	50.6％

注：提供サービスの有無は、登録主体によって判断が異なる。

■特定施設入居者生活介護の状況　(n=6,747)

	実数	割合
いずれかの特定施設入居者生活介護の指定を受けている※	447	6.6％
いずれも指定を受けていない	6,300	93.4％

※特定施設入居者生活介護、地域密着型特定施設入居者生活介護、介護予防型特定施設入居者生活介護のいずれかの指定を受けているもの。

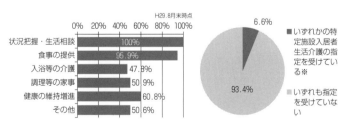

出所：「サービス付き高齢者向け住宅情報提供システム」ホームページより転載

療養病床の再編

1 療養病床の位置付けおよび現状

　医療法においては、病床は、①一般病床、②療養病床、③精神病床、④結核病床、⑤感染症病床の5つに区分されている。このうち、療養病床は、「主として長期にわたり療養を必要とする患者を入院させるためのもの」と定義されている。表3－2には、2016（平成28）年10月1日現在の病床種別にみた病床数を示している。これを見ると、病院の療養病床は現在32万床余で、病院病床としては、一般病床、精神病床に次ぐ数となっていることがわかる。なお、この他に有床診療所が有する療養病床が1万床弱あるため、療養病床の総数は33万8,067床となっている。

表3－2　病床の種類別にみた病床数（平成28年10月1日現在）

病院	
一般病床	891,398
療養病床	328,161
精神病床	334,258
結核病床	5,347
感染症病床	1,841
病院計	1,561,005
一般診療所	103,451
（再掲）療養病床	9,906
歯科診療所	69
総計	1,664,525

出所：「平成28年医療施設調査・病院報告」より筆者作成

　療養病床は、現在、医療保険適用型の医療療養病床と、介護保険適用型の介護療養病床に分けられている。このうち、介護療養病床については、「病床」としての機能より、むしろ「介護施設」としての機能が中心であることから、2006（平成18）年の医療制度構造改革において、将来の廃止・他施設への転換が決定された。当初は、2012（平成24）年3月末を廃止期限としていたが、他施設等への転換が十分進んでいない状況を踏まえ、民主党政

権の下で、これが6年延期され、現在は2018（平成30）年3月末が期限となっている。その後の状況は**表3-3**に示したとおりであるが、介護療養病床は2006年3月末に比べ9年間でほぼ半減しているのに対し、医療療養病床は若干の増加基調にあることがわかる。

表3-3　療養病床の近年の推移

	H18(2006).3月	H24(2012).3月	＜参考＞H27(2015).3月
介護療養病床数	12.2万床	7.8万床 (△4.4万床)	6.3万床 (△5.9万床)
医療療養病床数	26.2万床	26.7万床 (+0.5万床)	27.7万床 (+1.5万床)
合　計	38.4万床	34.5万床	34.0万床

※1　括弧内は平成18年（2006）との比較
※2　病床数については、病院報告から作成

出所：厚生労働省ホームページより転載

2　療養病床等のあり方の検討および介護医療院の創設

　第2章の地域医療構想のところで触れたように、超少子高齢社会の進展の中で、療養病床（および経過措置が2018〔平成30〕年3月末で切れる看護職員および看護補助者の配置が25対1の医療療養病床）のあり方については、再度議論が行われた。そして、「療養病床の在り方等に関する検討会」報告（2016〔平成28〕年1月）において、慢性期の医療・介護ニーズへ対応するためのサービス提供類型に関する「選択肢の整理」が行われた。その概要は**図3-13**に示したとおりであるが、基本的に「住まいの機能」を重視した場合の新たな選択肢として、医療内包型および医療外付型の2つの類型が示されている。また、医療内包型については、医療の必要性が比較的高く、容体が急変するリスクがある者を主たる対象とする施設案（案1-1）と、医療の必要性は多様だが、容体は比較的安定した者を主たる対象とする施設案（案1-2）の2つに分けられている。

　その後、社会保障審議会に特別部会（療養病床の在り方等に関する特別部会）が設けられ、この整理を踏まえて、具体的な制度設計の議論が行われ、2016年末に意見書が取りまとめられた。この意見書を踏まえ、2017（平成29）年に介護保険法の改正が行われ、新たな介護保険施設として、「介護医療院」が創設されることとなった。介護医療院の概要は、**図3-14**に示した通りであるが、住まいの機能を重視し、もはや病床ではないが、医療法上の医療提供施設として位置付けられ、看取り・ターミナルケアまで担う施設とされている。介護医療院については、2018年の介護報酬改定において、具体的な報酬等が設定され、

同年４月から実施に移されている。なお、介護療養病床からの転換期限は、さらに６年延長され、2024年３月末までとなっている。

出所：厚生労働省ホームページより転載

図３－13　「療養病床の在り方等に関する検討会」報告における選択肢の整理

新たな介護保険施設の創設

見直し内容

○今後、増加が見込まれる慢性期の医療・介護ニーズへの対応のため、「日常的な医学管理が必要な重介護者の受入れ」や「看取り・ターミナル」等の機能と、「生活施設」としての機能を兼ね備えた、新たな介護保険施設を創設する。

○病院又は診療所から新施設に転換した場合には、転換前の病院又は診療所の名称を引き続き使用できることとする。

〈新たな介護保険施設の概要〉

名称	介護医療院 ※ただし、病院又は診療所から新施設に転換した場合には、転換前の病院又は診療所の名称を引き続き使用できることとする。
機能	要介護者に対し、「長期療養のための医療」と「日常生活上の世話（介護）」を一体的に提供する。（介護保険法上の介護保険施設だが、医療法上は医療提供施設として法的に位置づける。）
開設主体	地方公共団体、医療法人、社会福祉法人などの非営利法人等

☆現行の介護療養病床の経過措置期間については、6年間延長することとする。
※具体的な介護報酬、基準、転換支援策については、介護給付費分科会等で検討。

図３－14　「介護医療院」の概要

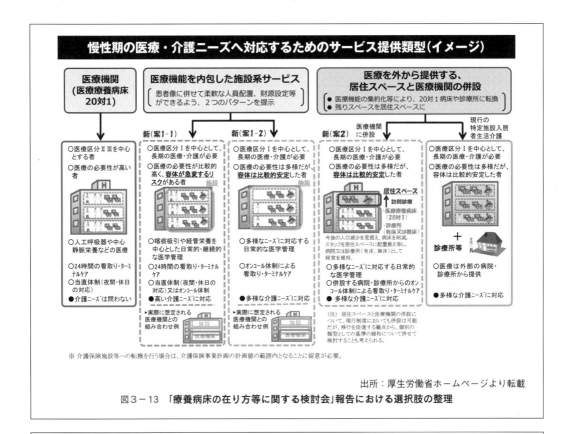

療養病床の再編 ❹／公立病院の経営改革 ❺

公立病院の経営改革

1 公立病院の現状と課題

　都道府県立や市町村立の公立病院が全国の病院に占める割合は、病院数で約11％、病床数で約15％弱と、それほど大きいわけではない。しかしながら、図3－15に示したように、へき地医療、救急医療、周産期医療、災害医療等を中心に、いわゆる不採算医療や特殊部門において、その担っている役割には大きなものがある。

全国の病院に占める公立病院の役割

- 全国の病院に占める公立病院の割合は、病院数で約11％、病床数で約15％。
- へき地における医療や、救急・災害・周産期などの不採算・特殊部門に係る医療の多くを公立病院が担っている。

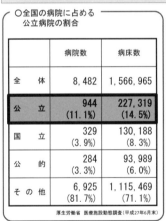

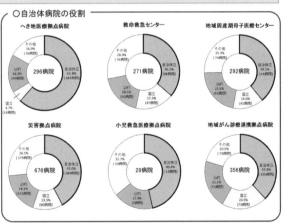

出所：総務省ホームページより転載

図3－15　公立病院の担っている役割

　一方で、不採算部門を抱えていること等もあり、その経営状況は厳しく、病院数、病床数ともに減少傾向にある（図3－16）。このような状況の中、公立病院が今後とも地域において必要な医療を安定的かつ継続的に提供していくためには、多くの公立病院において、抜本的な改革の実施が避けて通れない課題となっている。

第3章 最近の医療政策をめぐる動向と今後の展望

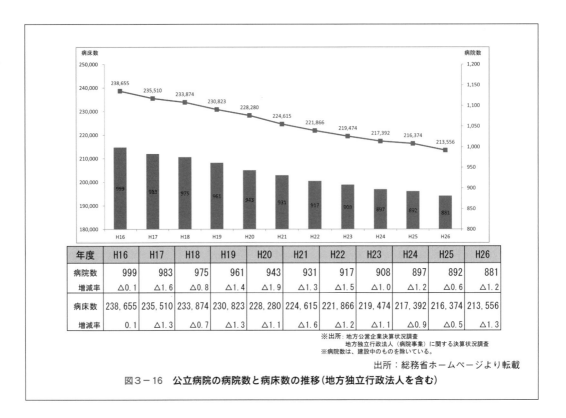

図3-16 公立病院の病院数と病床数の推移（地方独立行政法人を含む）

2 新公立病院改革ガイドラインおよび新公立病院改革プラン

　2015（平成27）年3月末、「新公立病院改革ガイドライン」が、総務省自治財政局長通知として発出された。これは、2007（平成19）年12月の「公立病院改革ガイドライン」について、その後の医療制度改革の動向等を踏まえ、見直しを行ったものである。前ガイドラインの下で、2009（平成21）年度から5年間を標準として、各地方公共団体が策定した「公立病院改革プラン」に基づく取り組みについては、一定の成果を挙げているものとの評価が行われている。たとえば、表3-4に示したように、経常損益が黒字である病院の割合は、プラン策定前の約3割から約5割にまで改善しているという。

　こうした状況を踏まえ、新ガイドラインにおいても、公立病院改革の目指すところは、前ガイドラインと大きく変わるものではないことが明記されている。すなわち、「公立病院改革の究極の目的は、公・民の適切な役割分担の下、地域において必要な医療提供体制の確保を図り、その中で公立病院が安定した経営の下でへき地医療・不採算医療や高度・先進医療等を提供する重要な役割を継続的に担っていくことができるようにすることにある」というものである。その一方で、今般の公立病院改革は、従来の「経営効率化」、「再編・ネットワーク化」、「経営形態の見直し」という3つの視点に、新たに「地域医療構想を踏まえた役割の明確化」を加えた4つの視点に立って改革を進めることが必要であるとされて

表3−4　公立改革ガイドラインに基づく取り組みの概要

平成19年12月に策定した公立病院改革ガイドラインに基づく取組の概要

　地域において必要な医療提供体制を確保するため、平成21年度から5年間を標準とし、各地方公共団体が策定した「公立病院改革プラン」に基づく改革を実施。

　公立病院(892病院(640団体))における5年間の実施状況等の概要は以下のとおり(平成26年3月末現在)。

Ⅰ.公立病院改革プランの実施状況等

○　経営の効率化
・　平成25年度の経常収支が黒字である公立病院の割合や公立病院全体の経常収支比率は、プラン策定前と比較して大幅に改善しているが、前年度からは若干低下している。

　　経常収支黒字病院の割合　㉕ 46.4%(⑳ 29.7%、㉔ 50.4%)
　　経　常　収　支　比　率　㉕ 99.8%(⑳ 95.7%、㉔ 100.8%)

○　再編・ネットワーク化に係る取組み
・　平成25年度までに策定された再編・ネットワーク化に係る計画に基づき、病院の統合・再編に取り組んでいる事例は65ケース、162の病院(公立病院以外の病院等を含めると189が参画)。

○　経営形態の見直し
・　平成21年度から平成25年度までに経営形態の見直しを実施した病院は、227病院。(平成26年度以降に見直しを予定している40病院を含めると267病院。)

　内訳
　　地方独立行政法人化　53病院(見直し予定16病院を含めると69病院)
　　指定管理者制度導入　16病院(見直し予定　5病院を含めると21病院)
　　民間譲渡　　　　　　14病院(見直し予定　2病院を含めると16病院)
　　診療所化　　　　　　30病院(見直し予定　4病院を含めると34病院)

Ⅱ.公立病院改革プランの平成25年度における点検・評価・公表の状況

○　プランの点検・評価・公表の状況
　　都道府県関係では37団体、市町村等関係では339団体、合計376団体(92.4%)が点検・評価を実施済み又は実施を予定。

※公立病院改革プランの対象期間が平成25年度以降にわたるものについてのみ計上

出所：総務省ホームページより転載

おり、地域医療構想との整合性が求められることになる。
　病院事業を設置する各地方公共団体は、この新ガイドラインに基づき、「新公立病院改革プラン」を策定し、病院機能の見直しや病院事業経営の改革に総合的に取り組むこととなる。新改革プランは、「地域医療構想の策定状況を踏まえつつ、できる限り早期に策定する」こととされており、2015年度から2016(平成28)年度の間に策定することとなった。新改革プランの対象期間としては、策定年度あるいはその次年度から2020(平成32)年度

までの期間とされている。一方、地域医療構想の目標年次は2025（平成37）年であることから、新改革プランに基づく取り組みは、最終的には2025年の将来像実現に向けた途中段階のものと位置づけることができる。

新公立病院改革ガイドラインにおいては、その他にも地域医療構想を踏まえた表現や発想が随所に見られる。たとえば、病院機能の再編成に当たっては、単に公立病院だけではなく、地域における他の公的病院や民間病院等との再編も含めた改革案の検討が求められている。また、構想区域においては、病床機能区分ごとの将来病床数の必要量が示されること等を踏まえ、診療所や老人保健施設等病院事業からの転換を図ることも含め、事業形態自体も幅広く見直しの対象とすべきことが述べられている。さらに、地域医療構想の策定主体である都道府県に対しては、自らが設置運営する公立病院のみならず、管内の公立病院全体のあり方についてこれまで以上に積極的に関わっていく必要があるとされている。全体として、地域医療構想の一部を担う公立病院という位置付けが強く打ち出されていると言えよう。

3　公立病院の経営戦略

今後の公立病院の経営をめぐっては、新公立病院改革ガイドライン（および新公立病院改革プラン）と、地域医療構想の両方をにらんでいく必要がある。そして、その際問われるのは、当該公立病院が地域においてどのような「使命」を果たしていこうとしているのか、まさにMissionをどう考えるのか、という点である。経営（学）の基本中の基本であるMission-Vision-Strategy（戦略）をどう考えるのか、そして、その中で、どのようなValue（価値）を実現しようとしているのかが問われている。Missionを単なる「お題目」だと考えているところに、独自のStrategy（戦略）はありえない。「地域の住民の健康と福祉の増進に寄与し」だとか、「患者（様）第一の質の高い医療を提供し」といった、どこの病院でも当てはまるようなMissionからは、どこの病院でも当てはまるようなStrategyしか出てこない。自院独自のStrategyを構築するためには、地域における当該病院独自のMissionを徹底して考え抜く必要がある。構想区域における公立病院としてのMissionを明確に規定することがすべての始まりである。

組織の経営戦略をめぐっては、これまでさまざまな理論やアイディアが提唱されてきた。そうした中で、わが国の医療環境において、1つの有力な医療機関経営戦略論として、マイケル・E・ポーターの「ポジショニング論」を挙げることができる。ポーター教授が言うように、1つのポジションをとるということは他のポジションはとれないということであり、「あれもこれも」ではなく、「あれかこれか」の選択を行うことである。正に「選択と集中」につながる考え方であるが、これは言うは易く、実際に行うのは非常に難しい課題である。しかしながら、地域医療構想においては、まず第1に公立病院が構想区域においてどうい

うポジションをとるのかが問われてくる。多くの構想区域において、民間病院以上に厳しい「選択と集中」が求められる。逆に、公立病院のスタンスが地域医療構想のカギを握っていると言っても過言ではない。地域医療における真のリーダーとして、公立病院が地域医療構想において主導的な役割を果たすことが望まれる。

column ⑧ 公立病院改革事例集

2016（平成28）年3月に、総務省自治財政局準公営企業室より、「公立病院改革事例集」が編纂され、公表された。下に転載した目次に示されているように、これまでの公立病院の経営改革事例として、①経営の効率化6事例、②再編・ネットワーク化4事例、③経営形態の見直し10事例の3つの視点につき、計20の具体的な事例がくわしく紹介されている。これらは、所在地、地域の医療環境、担うべき医療機能、病床規模等もさまざまであるが、それぞれ公立病院としての存続を目指して、改革に着手し、一定の成果を挙げている事例である。もちろん、公立病院の状況はさまざまであり、これらの事例がそのままの形では適用できないとしても、今後の各病院の経営改革に当たって参考になる点も多いものと思われる。

```
目　次
第1章　これまでの公立病院改革の取組状況
第2章　公立病院の経営改革事例
○経営の効率化
・岩手県　岩手県立宮古病院
・さいたま市　さいたま市立病院
・長野県伊那中央行政組合　伊那中央病院
・京都府福知山市　市立福知山市民病院
・佐賀県唐津市　唐津市民病院きたはた
・沖縄県　沖縄県立南部医療センター・こども医療センター
○再編・ネットワーク化
・青森県つがる西北五広域連合　つがる総合病院
・（地独法）山形県・酒田市病院機構　日本海総合病院
・兵庫県北播磨総合医療センター企業団　北播磨総合医療センター
・広島県世羅中央病院企業団　公立世羅中央病院
○経営形態の見直し
・神奈川県三浦市　三浦市立病院
・富山県富山市　富山市民病院
・（地独法）堺市立病院機構　堺市立総合医療センター
・大阪府八尾市　八尾市立病院
・広島県神石高原町　神石高原町
・北九州市　北九州市立門司病院
・（地独法）福岡市立病院機構　福岡市民病院
・（地独法）筑後市立病院　筑後市立病院
・（地独法）くらて病院　くらて病院
・佐賀県太良町　町立太良病院
```

医療従事者の需給推計

1 医療従事者の需給のあり方の検討

　超少子高齢社会が進展する中で、今後、地域医療構想や地域包括ケアシステムを推進していくためには、サービス提供の担い手である医療従事者の供給の確保が大きな課題となってくる。これまで、医療従事者の需給については、経済社会の変化や医療提供体制のあり方等を踏まえつつ、医師、看護職員等の職種ごとに個別に検討が行われ、それぞれに対して必要な対策がとられてきた。しかしながら、地域医療構想における病床の機能分化・連携に対応していくためには、医師・看護職員のみならず、リハビリ関係職種も含め、全体として整合的な医療従事者の需給を考えていく必要がある。また、医師については、近年の「医師不足」問題に対応するため、暫定的な医学部定員増の措置が行われているが、この一部が2017(平成29)年度で終了することから、医学部定員のあり方を含め、早急に検討する必要があった。

　こうした状況を踏まえ、2015(平成27)年12月に、「医療従事者の需給に関する検討会」が設置され、検討が進められている。同検討会には、親委員会の下に、医師、看護職員、PT・OTの3つの分科会が設けられ、相互の整合性を図りつつ、中長期的な需給見通しを策定することとされている。なお、需給見通しとあわせて、医療従事者の確保策、地域偏在対策等も検討することとなっている。

2 医師の需給推計

　このうち、医師については、上記のような暫定措置の終了期限との関係もあり、先行して検討が進められ、2016(平成28)年5月には、医師需給分科会において暫定的な「中間取りまとめ」が公表された。そして、その後の医師の働き方改革等の議論を踏まえ、2018(平成30)年4月に見直しが行われた。その推計結果の概要は、図3－17に示したとおりである。

　これを見ると、医師の供給は右肩上がりで増加していくのに対し、医師の需要はある時点でピークを迎え、その後、人口減少等を反映して漸減することが想定されている(医師の需要については上位、中位、下位の3つの推計が示されているが、これは、基本的に医

師の労働条件の改善度合いの相違等を反映したものである)。したがって、いずれにしても医師の需給はある時点で均衡し、その後は供給が需要を上回ることが示されている。たとえば、中位推計では、2028年頃に約35万人で均衡し、その後、供給が需要を上回ることとなっている。

ただ、この推計は、あくまでも、現時点で入手可能なデータに基づき、全国ベースでの粗い推計を示したものに過ぎないことに留意する必要がある（つまり、全国的に見れば、医師の頭数ではそろう、と言っているに過ぎない）。今後、推計の精緻化とともに、地域偏在対策等については、さらにきめ細かい推計が必要になってくる。

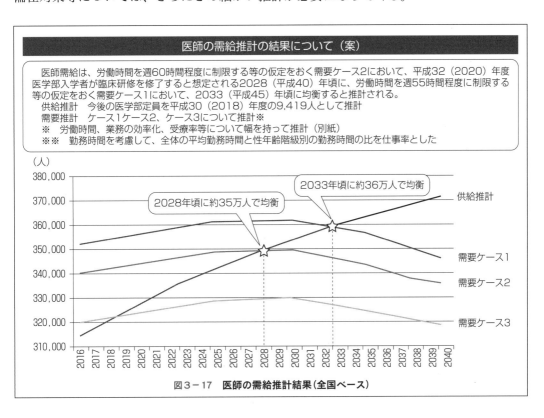

図3-17　医師の需給推計結果(全国ベース)

専門医制度の動向

1 専門医のあり方の検討

　わが国においては、これまで医師の専門性に係る評価・認定については、各領域の学会が自律的に独自の方針で専門医制度を設け、運用してきた。しかし、専門医制度を運用する学会が乱立して認定基準が統一されておらず、専門医として有すべき能力について医師と国民との間にとらえ方のギャップがあるなど、現在の専門医制度は国民にとってわかりやすい仕組みになっていないという問題がある。また、医師の地域偏在や診療科偏在は、近年の医療をめぐる重要な課題であり、専門医のあり方を検討する際にも、こうした偏在問題への視点が欠かせない。今後、患者・国民から信頼される医療を確立していくためには、専門医の質の一層の向上や医師の診療における適切な連携を進めるべきであり、現在の専門医制度については、これを見直す必要がある。

　このため、厚生労働省に「専門医の在り方に関する検討会」が設置され、2年近くにわたって検討が行われ、2013（平成25）年に報告書が取りまとめられた。その概要は**表3－5**に示したとおりである。これを見ると、新たな専門医に関する仕組みについては、国民の視点に立ちつつ、育成される側のキャリア形成支援の視点も重視すること、また、いわゆるプロフェッショナルオートノミー（専門家による自律性）を基盤とすることが示されている。具体的には、中立的な第三者機関を設立し、専門医の認定と養成プログラムの評価・認定を統一的に行うことが提言されている。また、専門医の認定は、経験症例数等の活動実績を要件とし、当該認定を医療法上広告可能とすること、さらに、「総合診療専門医」を基本領域の専門医の1つとして加えること等が謳われている。そして、新たな専門医の養成は、2017（平成29）年度を目安に開始することが提案されていた。

2 日本専門医機構の設立およびその後の動向

　上記報告書を踏まえて、2014（平成26）年5月には、中立的な第三者機関として、日本専門医機構が設立された。同機構は、日本医学会連合、日本医師会、全国医学部長病院長会議、四病院団体協議会、日本がん治療認定医機構、18基本領域の代表者を社員とする一般社団法人である。同機構は、設立後、専門医認定のための基準の検討・策定、各研修

表3-5 専門医の在り方に関する検討会報告書概要

新たな専門医に関する仕組みについて(専門医の在り方に関する検討会 報告書 概要)　資料4　H25.4.22

視点　新たな専門医に関する仕組みは、専門医の質を高め、良質な医療が提供されることを目的として構築。

現状
- <専門医の質>　各学会が独自に運用。学会の認定基準の統一性、専門医の質の担保に懸念。
- <求められる専門医像>　専門医としての能力について医師と国民との間に捉え方のギャップ。
- <地域医療との関係>　医師の地域偏在・診療科偏在は近年の医療を巡る重要な課題。

新たな仕組みの概要
（基本的な考え方）
○国民の視点に立った上で、育成される側のキャリア形成支援の視点も重視して構築。
○プロフェッショナルオートノミー（専門家による自律性）を基盤として設計。

（①中立的な第三者機関）
○中立的な第三者機関を設立し、専門医の認定と養成プログラムの評価・認定を統一的に行う。

（②専門医の養成・認定・更新）
○専門医の認定は、経験症例数等の活動実績を要件とする。
○広告制度（医師の専門性に関する資格名等の広告）を見直し、基本的に、第三者機関が認定する専門医を広告可能とする。

（③総合診療専門医）
○「総合診療専門医」を基本領域の専門医の一つとして加える。

（④地域医療との関係）
○専門医の養成は、第三者機関に認定された養成プログラムに基づき、大学病院等の基幹病院と地域の協力病院等（診療所を含む）が病院群を構成して実施。

（⑤スケジュール）
○新たな専門医の養成は、平成29年度を目安に開始。研修期間は、例えば3年間を基本とし、各領域の実情に応じ設定。

期待される効果
○専門医の質の一層の向上（良質な医療の提供）　○医療提供体制の改善

出所：厚生労働省ホームページより転載

施設群が作成する研修プログラムの認定等を進め、上記報告書に従って、2017（平成29）年度から新たな仕組みの下での研修開始（2020〔平成32〕年度からの専門医の認定）を目指していた。

しかしながら、その後、2017年度からの実施については、日本医師会や病院団体、地方自治体等から、地域医療への影響についての懸念が強く出され、また、機構のガバナンスのあり方についても批判の声が上がった。こうした状況を踏まえ、社会保障審議会医療部会に「専門医養成の在り方に関する専門委員会」が設置され、検討が行われた。新たな専門医の仕組みについては、国民の視点に立った上で、専門医の質の一層の向上を図るとともに、現在以上に医師が偏在することのないようにするなど地域医療を確保する観点にも十分配慮した仕組みを構築することが重要である。同専門委員会では、地域医療、専門医養成に関する専門家等により、実情を踏まえた丁寧な議論が行われた。そして、こうした状況を踏まえ、日本専門医機構は、新たに発足した執行部体制の下で、「新たな専門医養成の仕組みによる専門医制度の運用」については、1年間延期し、2018（平成30）年度施行開始という方針を打ち出した。その後、2018（平成30）年4月から、新専門医制度が、基本19領域で合計8,378名の専攻医が採用され、スタートしている。

8 国民健康保険の改革

1 2015（平成27）年国保法改正

　2015（平成27）年に、「持続可能な医療保険制度を構築するための国民健康保険法等の一部を改正する法律」が成立した。その概要は、表3－6に示したとおりであるが、改正法の中心になっているのが、国民健康保険制度の改革である。

　まず、国保への財政支援の拡充により、国保の財政基盤を強化することとしている。国保は、基本的に低所得者が多く、高齢者が多いため、財政基盤が脆弱である。これに対し、2015（平成27）年度から約1,700億円、2017（平成29）年度から毎年約3,400億円の財政支援の拡充を行うことになった。

　さらに、2018（平成30）年度からは、都道府県を市町村と並ぶ国保の保険者とし、都道府県が国保財政運営の責任主体となって、安定的な財政運営や効率的な事業の確保等の国

表3－6　平成27年国保法改正の概要

持続可能な医療保険制度を構築するための国民健康保険法等の一部を改正する法律の概要
（平成27年5月27日成立）

持続可能な社会保障制度の確立を図るための改革の推進に関する法律に基づく措置として、持続可能な医療保険制度を構築するため、国保をはじめとする医療保険制度の財政基盤の安定化、負担の公平化、医療費適正化の推進、患者申出療養の創設等の措置を講ずる。

1．国民健康保険の安定化
　○国保への財政支援の拡充により、財政基盤を強化（27年度から約1700億円、29年度以降は毎年約3400億円）
　○平成30年度から、都道府県が財政運営の責任主体となり、安定的な財政運営や効率的な事業の確保等の国保運営に中心的な役割を担い、制度を安定化
2．後期高齢者支援金の全面総報酬割の導入
　○被用者保険者の後期高齢者支援金について、段階的に全面総報酬割を実施
　　（現行：1/3総報酬割→27年度：1/2総報酬割→28年度：2/3総報酬割→29年度：全面総報酬割）
3．負担の公平化等
　①入院時の食事代について、在宅療養との公平等の観点から、調理費が含まれるよう段階的に引上げ
　（現行：1食260円→28年度：1食360円→30年度：1食460円。低所得者、難病・小児慢性特定疾病患者の負担は引き上げない）
　②特定機能病院等は、医療機関の機能分担のため、必要に応じて患者に病状に応じた適切な医療機関を紹介する等の措置を講ずることとする（紹介状なしの大病院受診時の定額負担の導入）
　③健康保険の保険料の算定の基礎となる標準報酬月額の上限額を引き上げ（121万円から139万円に）
4．その他
　①協会けんぽの国庫補助率を「当分の間16.4％」と定めるとともに、法定準備金を超える準備金に係る国庫補助額の特例的な減額措置を講ずる
　②被保険者の所得水準の高い国保組合の国庫補助について、所得水準に応じた補助率に見直し（被保険者の所得水準の低い組合に影響が生じないよう、調整補助金を増額）
　③医療費適正化計画の見直し、予防・健康づくりの促進
　　・都道府県が地域医療構想と整合的な目標（医療費の水準、医療の効率的な提供の推進）を計画の中に設定
　　・保険者が行う保健事業に、予防・健康づくりに関する被保険者の自助努力への支援を追加
　④患者申出療養を創設（患者からの申出を起点とする新たな保険外併用療養の仕組み）

【施行期日】平成30年4月1日（4①は公布の日（平成27年5月29日）、2は公布の日及び平成29年4月1日、3及び4②～④は平成28年4月1日）

出所：厚生労働省ホームページより転載

保運営に中心的な役割を担い、制度を安定化させることとなった。これまでの市町村単位の財政運営に比べ、より広域の都道府県単位の財政運営とすることで、国保運営の安定化を図ろうとするものである。

2　都道府県保険者の課題

　今回の国保制度の改革は、初めて都道府県が市町村と並ぶ保険者になるという意味では画期的なものであると言える。これまで市町村国保運営上の問題点として指摘されてきた事項の多くについて改善が期待される。その一方で、都道府県、市町村「二重保険者」制という、前例のない全く新しい試みについては多くの課題もある。

　まず第1に、図3－18に示したように、これまで市町村が統一的に処理していた国保運営は今後2分されることになる。資格管理、保険料率の決定、賦課・徴収、保険給付、保健事業は従来どおり市町村が、財政運営責任、市町村ごとの標準保険料率の設定等は都道府県が実施することになる。国保運営方針が県内の統一的方針として策定されることになっているが、都道府県と市町村の役割分担を十分踏まえ、事務処理に遺漏なきよう努める必要がある。特に、都道府県と市町村という異なる行政機関同士が密接に連携、協力して、国保運営の全体最適化を図っていくことが望まれる。

　第2に、都道府県が財政運営単位になるということは、将来的には都道府県内における

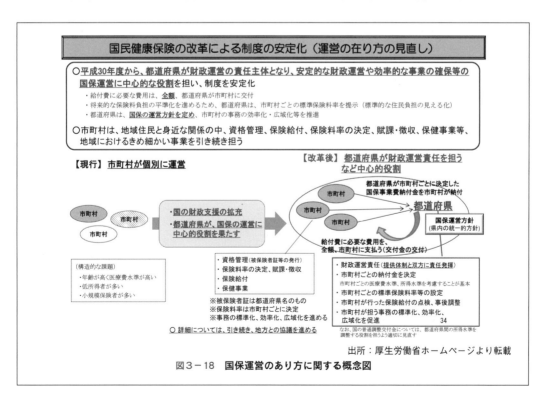

図3－18　国保運営のあり方に関する概念図

保険料負担の平準化を進めて行く必要がある。しかし、これは容易なことではない。保険料率の差は、基本的に医療費水準の差を反映したものであり、性・年齢、所得水準等を調整した後になお残る医療費の差は、医療提供体制のあり方に密接に関連している。つまり、都道府県内における医療提供体制のあり方に踏み込んでいく必要があるということだ。

　第3に、このことは、一方で、都道府県が地域医療構想や医療計画の策定主体であるということを踏まえると、新たな可能性を示唆しているとも考えられる。つまり、都道府県は、これまで以上に都道府県内における格差の是正に取り組むことが求められる。そして、それを推進する政策ツールや財源も、近年の制度改革を通じ、都道府県に賦与されている。スウェーデン等のように、都道府県の施策の中で医療が最も大きな比重を占める日が近づいていると言えるかもしれない。

---

column ⑨　国保の構造問題と対応の方向性

　市町村国保は、わが国の皆保険体制を支える「扇の要」であり、その安定的運営の確保は、医療政策上喫緊の課題である。国保の抱える構造的な問題としては、下図に示したように、①年齢構成、②財政基盤、③財政の安定性・市町村格差という3つの視点からとらえることができる。これまで、こうした点については、さまざまな制度改革や工夫がなされてきたが、国保の厳しい運営状況は変わっていない。今般、この図の対応の方向性に沿って、国保改革が2018（平成30）年度から実施されることとなったが、従来に比べ、都道府県の関与を飛躍的に大きなものとすることによって、国保運営の安定化が図られることが期待される。

図　市町村国保が抱える構造的な課題と社会保障制度改革プログラム法における対応の方向性

1.年齢構成
①年齢構成が高く、医療費水準が高い
・65～74歳の割合：国保（32.5%）、健保組合（2.6%）
・一人当たり医療費：国保（31.6万円）、健保組合（14.4万円）

2.財政基盤
②所得水準が低い
・加入者一人当たり平均所得：国保（83万円）、健保組合（200万円（推計））
・無所得世帯割合：23.7%

③保険料負担が重い
・加入者一人当たり保険料／加入者一人当たり所得
　市町村国保（9.9%）、健保組合（5.3%）※健保は本人負担分のみの推計値

④保険料（税）の収納率低下
・収納率：平成11年度91.38% → 平成24年度89.86%
・最高収納率：94.76%（島根県）　・最低収納率：85.63%（東京都）

⑤一般会計繰入・繰上充用
・市町村による法定外繰入額：約3,900億円　うち決算補てん等の目的：約3,500億円、繰上充用額：約1,200億円（平成24年度）

3.財政の安定性・市町村格差
⑥財政運営が不安定になるリスクの高い小規模保険者の存在
・1,717保険者中3,000人未満の小規模保険者430（全体の1/4）

⑦市町村間の格差
・一人当たり医療費の都道府県内格差　最大：3.1倍（東京都）　最小：1.2倍（富山県）
・一人当たり所得の都道府県内格差　最大：8.0倍（北海道）　最小：1.3倍（富山県）
・一人当たり保険料の都道府県内格差　最大：2.9倍（東京都）　最小：1.3倍（富山県）

→

①国保に対する財政支援の拡充
②国保の運営について、財政支援の拡充等により、国保の財政上の構造的な問題を解決することとした上で、
・財政運営を始めとして都道府県が担うことを基本としつつ、
・保険料の賦課徴収、保健事業の実施等に関する市町村の役割が積極的に果たされるよう、都道府県と市町村との適切な役割分担について検討
③低所得者に対する保険料軽減措置の拡充

出所：厚生労働省ホームページより転載

国民健康保険の改革 ⑧／医療費の適正化 ⑨

医療費の適正化

1 医療費適正化の仕組み

　医療については、限りある資源をできる限り効率的に活用して、質の高いサービスの提供を行っていく必要がある。医療法（第1条の2第2項）においても、「医療は、国民自らの健康の保持増進のための努力を基礎として…医療提供施設の機能に応じ効率的に…提供されなければならない」と規定されている。特に、わが国のように、皆保険体制の下で、基本的に保険料や税金という、強制的に徴収される「公租公課」によって医療費の財源がまかなわれている場合には、医療費適正化の要請が一段と強いものになるのは当然であろう。

　医療費適正化についての法制度的な枠組みとしては、「高齢者の医療の確保に関する法律」に規定されている「医療費適正化計画」が中心となる。医療費適正化計画は、表3－7に示したように、国が策定する「医療費適正化基本方針」を踏まえ、都道府県が策定する。そして、この都道府県の計画を積み上げて、国が「全国医療費適正化計画」を策定することとなる。これまで、5年間を1期として、第1期（平成20～24年度）および第2期（平成25～29年度）が終了した。現在は、第3期の計画（平成30～35年度）の期間中である。これまでは、平均在院日数の短縮と特定健診等の実施率の向上が目標に掲げられてきたが、これは、2006（平成18）年の医療制度構造改革における生活習慣病対策重視方針に基づく

表3－7　医療費適正化計画の概要

根拠法：高齢者の医療の確保に関する法律 実施主体：都道府県 ※国が策定する「医療費適正化基本方針」で示す取組目標・医療費の推計方法に即して、都道府県が「医療費適正化計画」を作成。国は都道府県の計画を積み上げて「全国医療費適正化計画」を作成。
【第1期（平成20～24年度）、第2期（平成25～29年度）】
○計画期間→5年を1期として実施（現在は第2期期間中） ○取組目標→「平均在院日数の短縮」と「特定健診等の実施率の向上」が柱

【第3期（平成30～35年度）】 ○計画期間→6年を1期として実施 ○都道府県の取組目標を医療費適正化基本方針で告示（本年3月） ○具体的な医療費の見込みの算定式を本年11月に告示予定 　・取組目標→適正化の取組目標として、「特定健診等の実施率の向上」に加え、新たに「糖尿病の重症化予防の取組」、 　　　　　　　「後発医薬品の使用促進」、「医薬品の適正使用（重複投薬、多剤投与の適正化）」を盛り込む 　・入院医療費→「病床機能の分化・連携の推進の成果（改定医療法）」を踏まえ推計

出所：厚生労働省ホームページより転載

ものであると言える。

　一方、今期の医療費適正化計画については、近年の制度改革等を踏まえ、いくつかの変更を加えられている。第1に、計画期間が従来の5年から6年となった。これは、第2章第3節で説明した医療計画の見直しと平仄(ひょうそく)を合わせ、医療と介護の連携を重視するという基本的な考え方に基づいている。第2に、適正化の取組目標として、新たに「糖尿病の重症化予防の取組」、「後発医薬品の使用促進」、「医薬品の適正使用(重複投薬、多剤投与の適正化)」が盛り込まれた。いずれも、近年さまざまな面から問題が提起されてきている分野である。そして、第3に、入院医療費については、地域医療構想等「病床機能の分化・連携の推進の結果」を踏まえ、推計することとしている。

2　医療費適正化の効果

　医療費適正化計画については、すでに第1期(平成20～24年度)の5年間について、その結果が出ている(表3-8)。これを見ると、特定健診等の実施率については、着実に上昇しているものの、目標とはまだかなり開きがある状況にある。一方で、メタボリックシンドローム該当者および予備群の減少率については、目標を上回っていることがわかる。また、平均在院日数の短縮については、着実に推移しており、全国平均の目標値を達成し

表3-8　第1期医療費適正化計画(平成20～24年度)の成果

健康の保持の推進に関する目標
- 特定健診・保健指導の実施率については、着実に上昇してきているものの、目標とは開きがある状況である。
- メタボリックシンドローム該当者および予備群の減少率については、着実に上昇してきており、目標を上回っている。

	第1期目標(24年度)	平成24年度実績	平成23年度	平成22年度	平成21年度	平成20年度
特定健診実施率	70%	46.2%	44.7%	43.2%	41.3%	38.9%
特定保健指導実施率	45%	16.4%	15.0%	13.1%	12.3%	7.7%
メタボ該当者・予備群減少率	10%以上減(平成20年度比)	12.0%	9.7%	7.9%	4.7%	―

平均在院日数の短縮に関する目標
- 平成18年時点における全国平均(32.2日)と最短の長野県(25.0日)との差を9分の3短縮し、平成24年の全国平均を29.8日にすると定めたところ。
- 平成24年の全国の平均在院日数の実績は29.7日、最短は東京都の22.8日となっており、全国平均は2.5日、最短県は2.2日短縮しており、全国平均の目標日数(29.8日)を下回る結果となっている。

	第1期目標(24年度)	24年	23年	22年	21年	20年
平均在院日数	29.8日	29.7日	30.4日	30.7日	31.3日	31.6日

医療費の見通し
- 平均在院日数の短縮の目標を達成した場合の医療費の見通しについて各都道府県において推計を実施。
- 47都道府県の見通しを積み上げると、計画策定時は平成24年度に約0.9兆円の適正化効果額を見込んでいたところ。
- 47都道府県ベースの第1期計画で見込んでいた医療費の総額と、医療費の総額の実績を比較すると、計画期間当初の平成20年度で、第1期計画での見込みよりも0.4兆円下回る結果となっており、この結果も考慮する必要があるが、平成24年度の実績は、第1期計画における様々な取組を考慮した場合と比較しても、約0.2兆円下回る結果になっている。

	第1期計画医療費見通し(47都道府県)①	医療費(実績)②	第1期計画医療費見通し(47都道府県)と医療費(実績)との比較(①-②)
平成20年度	34.5兆円	34.1兆円	▲0.4兆円
平成24年度(適正化前)	39.5兆円	38.4兆円	
平成24年度(適正化後)	38.6兆円 (適正化効果 約0.9兆円)		▲0.2兆円

出所:厚生労働省ホームページより転載

ている。さらに、医療費についても、ほぼ見込んだ効果が出ている結果となっている。

3　近年の医療費の動向

　表3-9に、21世紀に入って以降15年間の国民医療費の動向を示した。これを見ると、すでに第1章第4節でも説明したように、近年の医療費の伸びはそれほど高いわけではない。かつてのように年率で5％以上伸びていた時代に比べれば、医療費の伸び自体は落ち着いていると言える。問題は経済との相対的な関係である。ここでは、経済を表わす指標として国民所得をとっている（国際比較等に当たってはGDP（国内総生産）を使うのが一般的だが、わが国では伝統的に国民所得が使われることが多いので、ここでも国民所得をとっている）。国民所得の近年の動向を見ると、こちらは惨憺たる状況にあることがわかる。よく「失われた10（20）年」などと言われるように、いわゆるバブル経済が崩壊した1990年代以降、経済成長率はきわめて低く、対前年比マイナス成長の年も多くある。そうした中で、国民所得に対する医療費の割合も上昇し続け、かつての8％台から、今では11％に近い水準となっている。低成長経済の下では、伸び率はそれほど高くないとは言っても、増大し続ける医療費について、何らかの有効な歯止め策、医療費適正化対策が求められるのは、致し方ない面があると言えよう。

表3-9　国民医療費と国民所得の動向（対前年度伸率％）

	国民医療費	国民所得	割合
平成13年度	3.2	△3.0	8.31
14	△0.5	△0.4	8.31
15	1.9	1.4	8.34
16	1.8	1.3	8.39
17	3.2	1.2	8.55
18	△0.0	1.3	8.44
19	3.0	△0.0	8.70
20	2.0	△7.2	9.56
21	3.4	△2.9	10.19
22	3.9	2.4	10.34
23	3.1	△1.0	10.77
24	1.6	0.4	10.90
25	2.2	3.9	10.71
26	1.9	1.2	10.79
27	3.8	2.7	10.91

出所：「平成27年度国民医療費の概況」から筆者作成

第3章 最近の医療政策をめぐる動向と今後の展望

10 経済成長戦略と医療

1 アベノミクスと医療

　安倍晋三首相の下における基本的な経済政策である、いわゆる「アベノミクス」は、図3－19に示したように、「3本の矢」から構成されているが、その中でも「第3の矢」である「新たな成長戦略（日本再興戦略）」が重要であるとされてきた。

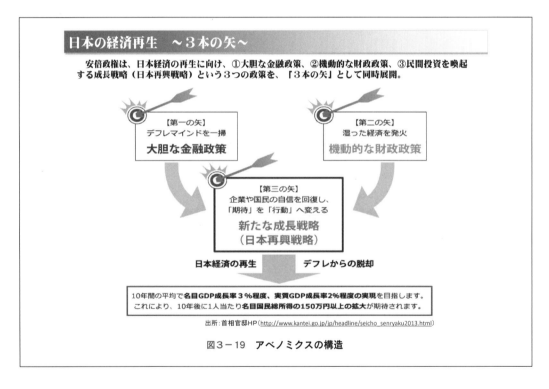

図3－19　アベノミクスの構造

　そして、この日本再興戦略は、また、次の図3－20のように、「3つのアクションプラン」から構成されている。このうち、特に医療に関連性が深いものとして、図右上に掲げられた「戦略市場創造プラン」が挙げられる。さらに、この「戦略市場創造プラン」の4つのテーマのトップに位置付けられているのが、「国民の健康寿命の延伸」である（図3－21および第3章第1節を参照）。そして、健康寿命延伸のため、目指す社会像としては、予防から治療、早期在宅復帰に至る適正なケアサイクルを確立することが掲げられ、効果的な

予防サービスや健康管理の充実により、健やかに生活し、老いることができる社会の実現に向けた取り組みを進めるとしている(表3－10)。近年における保険者による「データヘルス計画」の推進や、企業・組織の「健康経営」を社会的に評価する仕組みの導入等は、皆こうした「国民の健康寿命の延伸」を目指した取り組みの一環として位置付けられている。

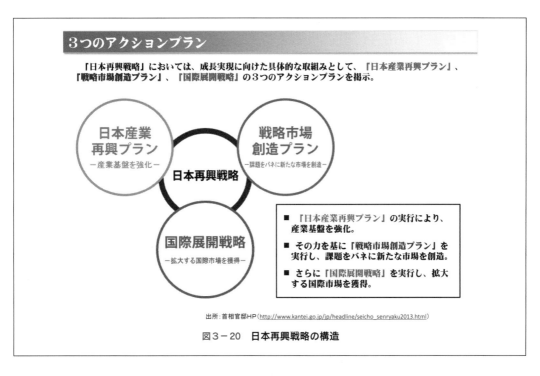

図3－20　日本再興戦略の構造

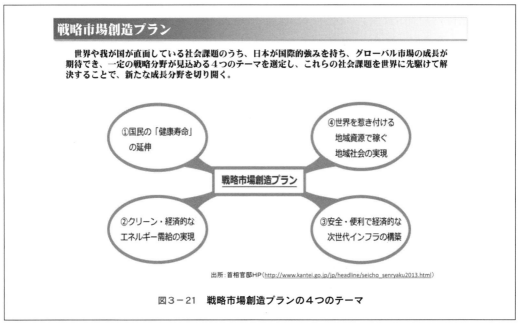

図3－21　戦略市場創造プランの4つのテーマ

2　医療関連産業の活性化

　表3－10における具体策として、2番目に「医療関連産業の活性化」が挙げられている。医薬品や医療機器産業等の医療関連産業は、革新的な製品開発によって、医療の質を向上させることを通じ、健康長寿社会の実現に寄与することが求められる。また、グローバル化が進展し、厳しい国際競争の中で、知識集約産業である医薬品・医療機器産業は、日本経済の牽引役としての役割が期待されている。こうしたことを踏まえ、2014（平成26）年に健康・医療戦略推進法等が成立し、各省の医療分野における研究開発関連事業を集約し、一体的に実施するため、総理大臣を本部長とし、全閣僚で構成する「健康・医療戦略推進本部」が設置されるとともに、総合的かつ長期的な「健康・医療戦略」が閣議決定された。

　また、2015（平成27）年4月には、各省の医療分野の研究開発関連事業を集約し、基礎段階から実用化まで切れ目のない支援を実現するため、国立研究開発法人・日本医療研究開発機構（AMED：Japan Agency for Medical Research and Development）が設立された。そして、2015年9月には、厚生労働省が「医薬品産業強化総合戦略」を策定している。この戦略を踏まえて、①国民への良質な医薬品の安定供給、②医療費の効率化、③産業の競争力強化を三位一体で実現するため、医薬品産業の競争力強化に向けた取り組みを進めて行くこととしている。

表3－10　テーマ1：「国民の健康寿命の延伸」の内容

戦略市場創造プラン

◆戦略市場創造プランでは、以下の4つのテーマについて、その実現に向けての具体的取組とともに、各テーマについて、2030年時点の達成すべき社会像、成果指標、ライフスタイルを設定し、戦略分野毎の施策展開を示した行程表（ロードマップ）を作成しています。

テーマ1：国民の「健康寿命」の延伸

〈目指す社会像〉
予防から治療、早期在宅復帰に至る適正なケアサイクルを確立。

〈具体策〉
●効果的な予防サービスや健康管理の充実により、健やかに生活し、老いることができる社会に向け、健康寿命伸長産業の育成、予防・健康管理の推進に関する新たな仕組みづくり、医療・介護情報の電子化の推進、一般用医薬品のインターネット販売などを実施します。

●医療関連産業の活性化により、必要な世界最先端の医療等が受けられる社会に向け、医療分野の研究開発の司令塔機能（「日本版NIH」）の創設、医薬品・医療機器開発・再生医療研究を加速させる規制・制度改革、医療の国際展開などを実施します。

●病気やけがをしても、良質な医療・介護へのアクセスにより、早く社会に復帰できる社会に向け、医療・介護サービスの高度化、生活支援サービス・住まいの提供体制の強化、ロボット介護機器開発5ヶ年計画の推進などを実施します。

市場規模：　国内26兆円(2020年)、37兆円(2030年) ※16兆円(現在)
　　　　　　海外311兆円(2020年)、525兆円(2030年) ※163兆円（現在）
雇用規模：　160万人(2020年)、223万人(2030年) ※73万人（現在）

出所：首相官邸ホームページ

3　医療の国際展開

　日本の医療システムは、国民皆保険制度の下で、優れた医薬品・医療機器、医療技術等を通じ、これまで大きな成果を挙げており、国際的にも高く評価されている。一方、多くの新興国では、近年における経済成長の中で、医療へのニーズや持続的なシステム構築への期待が高まっているが、公的医療保険制度の整備や医療システム構築の経験・スキルに乏しく、人材も不足している。日本がこうした新興国等に対して、これまで蓄積してきた経験や知見を活用しながら、医療分野における国際協力を積極的に進めていくことが求められている。こうした医療の国際展開については、上述した政府の「健康・医療戦略」においても位置付けられており、「健康・医療戦略推進本部」の下に、「医療国際展開タスクフォース」が設置され、関係府省等が連携して取り組むこととされている。

　こうした動きの一環として、2013（平成25）年8月以降、厚生労働省と新興国等の保健省との間で協力関係の構築が進められており、ASEAN諸国、中東、中南米の14か国と、医療・保健分野における協力関係が構築されている。その基本的な考え方は図3－22に示したとおりであるが、各国の実情やニーズに応じ、医療提供体制、医療保険制度、薬事規制等の諸領域において順次協力を進めることとしている。

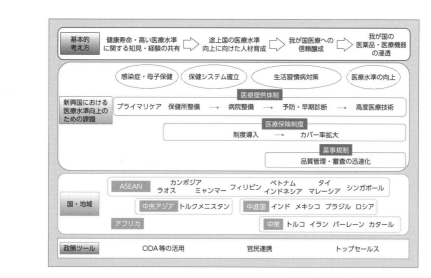

出所：『平成28年版厚生労働白書』より転載

図3－22　医療の国際展開の考え方

確認問題

在宅医療・地域包括ケア等に関する記述のうち、正しいものはどれか。次の選択肢の中から正しいものをすべて選びなさい。

[選択肢]

① 2014（平成26）年現在、わが国で、医療機関で死亡する人の割合は8割を切る水準となっている。

② 政府の調査では、治る見込みがない病気になった場合、自宅で最期を迎えたいと回答した人の割合は5割を超えている。

③ 訪問看護の利用者のうち、介護保険から給付を受けている人が3分の2以上を占めている。

④ 地域包括ケアシステムの構成要素のうち、もっとも基盤となるのは保健・予防サービスであるとされている。

⑤ サービス付き高齢者向け住宅においては、入浴等の介護サービスは必ず提供しなければならない。

確認問題

解答 1　①、②、③

解説 1

①○：2014（平成26）年で、77.4％となっている。

②○：内閣府調査では54.6％となっている。

③○：介護保険の訪問看護利用者が74.8％を占めている。

④×：もっとも基盤となるのは「住まいと住まい方」であるとされている。

⑤×：必須サービスではなく、47.3％が提供しているに過ぎない。

確認問題

問題2 近年のわが国における医療政策に関する記述のうち、正しいものはどれか。次の選択肢の中から正しいものをすべて選びなさい。

[選択肢]

①今後、新たな施設類型への転換が求められるのは介護療養病床だけであり、医療療養病床は関係ない。

②現在、公立病院が病院総数に占める割合は2割強である。

③2018（平成30）年度から施行の改正法により、国民健康保険の保険者は都道府県となり、市町村は保険者ではなくなった。

④医療費適正化計画は、基本的に市町村が策定する。

⑤消費税率引き上げによる増収分は、すべて社会保障の充実・安定化の財源とされている。

確認問題

解答 2 ⑤

解説 2

①×：医療療養病床の一部（25対1）についても対象としている。

②×：公立病院の比率は11％程度である。

③×：市町村も保険者として残る。

④×：基本的に都道府県が策定する。

⑤○：消費税法に明記されている。

索 引

[数字・アルファベット]

2025年ビジョン··················47
4疾病5事業················39, 42
5疾病5事業············39, 44, 45
7対1看護······················20
DPC/PDPS················18, 21
GDP（国内総生産）············111
ICT···························72
Mission······················100
NHS··························26
PDCAサイクル··················42
QOD··························85
QOL··························83
Strategy······················100
Vision·······················100

[あ]

アベノミクス···················83

[い]

医科診療報酬点数表··············17
医師不足······················63
一県一医大構想·················64
一般病床··················41, 94
医薬分業······················14
医療・介護に係る長期推計········47
医療・介護費用の将来推計
　（シミュレーション）·········47
医療介護総合確保推進法·········42
医療過誤······················68
医療機能情報公表制度···········42
医療計画···········36, 41, 42, 44
医療資源投入量·················50
医療事故······················69
医療事故情報··················70
医療事故調査・支援センター·····69
医療事故調査制度···············69
医療制度構造改革················3
医療外付型····················95
医療提供施設··················40
医療内包型····················95
医療費適正化···············11, 109
医療費適正化計画··············109
医療扶助······················12
医療法····················35, 40
医療療養病床··················94
院外処方······················14
インフォームド・コンセント···41, 43

[お]

オバマケア····················26

[か]

介護医療院················50, 95
介護施設······················50
介護保険法·····················3
介護療養病床··············50, 94

回復期・・・・・・・・・・・・・・・・・・・・・・48
駆け込み増床・・・・・・・・・・・・・・・・41
患者一部負担・・・・・・・・・・・・・・・・・3
患者申出療養・・・・・・・・・・・・・・・・24
感染症病床・・・・・・・・・・・・・・・・・・94

[き]

基準病床数・・・・・・・・・・・・・・42, 45
基礎係数・・・・・・・・・・・・・・・・・・・・18
既存病床数・・・・・・・・・・・・・・・・・・44
基本診療料・・・・・・・・・・・・・・・・・・17
救急医療・・・・・・・・・・・・・・・・・・・・58
休日夜間急患センター・・・・・・・・58
急性期・・・・・・・・・・・・・・・・・・・・・・48
協会けんぽ・・・・・・・・・・・・・・・6, 7
共済組合・・・・・・・・・・・・・・・・・・・・5
共同利用型病院・・・・・・・・・・・・・・59
居住系サービス・・・・・・・・・・・・・・92

[け]

ケアマネジメント・・・・・・・・・・・・92
経営リスク・・・・・・・・・・・・・・・・・・25
結核病床・・・・・・・・・・・・・・・・・・・94
健康経営・・・・・・・・・・・・・・・・・・113
健康寿命・・・・・・・・・・・・・・82, 112
健康保険組合・・・・・・・・・・・・・・・・6
健康保険法・・・・・・・・・・・・・・・・・・2

[こ]

広域連合・・・・・・・・・・・・・・・・・・・・9
高額療養費制度・・・・・・・・・・・・・・13
後期高齢者・・・・・・・・・・・・・・・・・・9

後期高齢者医療制度・・・・・・・・・・・4
広告規制・・・・・・・・・・・・・・・・・・・39
構想区域・・・・・・・・・・・・・・・・・・・52
公租公課・・・・・・・・・・・・・・・・・・・14
公的医療機関・・・・・・・・・・・・・・・37
公的医療保険制度・・・・・・・・・・・・2
高度急性期・・・・・・・・・・・・・・・・・48
高度救命救急センター・・・・・・・・59
後発医薬品・・・・・・・・・・・・・・・・・18
公費負担医療・・・・・・・・・・・・・・・13
公立病院・・・・・・・・・・・・・・・・・・・97
公立病院改革ガイドライン・・・・98
公立病院改革プラン・・・・・・・・・98
高齢化率・・・・・・・・・・・・・・・・・・・81
高齢者住宅・・・・・・・・・・・・・・・・・50
高齢者の医療の確保に関する法律・・・109
高齢者の居住の安定確保に関する法律
　（高齢者住まい法）・・・・・・・・・93
国民の健康寿命の延伸・・・・・・・112
国民医療費・・・・・・・・・・・・・11, 14
国民皆保険・・・・・・・・・・・・・・・2, 4
国民健康保険組合・・・・・・・・・・・・6
国民健康保険団体連合会（国保連）・・・16
国民健康保険法・・・・・・・・・・2, 106
国民所得・・・・・・・・・・・・・・・・・・111
混合診療・・・・・・・・・・・・・・・・・・・23

[さ]

サービス付き高齢者向け住宅・・・・・・92, 93
在宅医療・・・・・・・・・・・・・・・40, 88
在宅当番医制・・・・・・・・・・・・・・・58
在宅療養支援診療所・・・・・・・・・88

索引

在宅療養支援病院・・・・・・・・・・・・・・・・・・・89

[し]

ジェネリック医薬品・・・・・・・・・・・・・・・・・18
支援金・・・・・・・・・・・・・・・・・・・・・・・・・・・・・9
市町村国保・・・・・・・・・・・・・・・・・・・・4，108
歯科診療所・・・・・・・・・・・・・・・・・・・・・・・・37
資本集約的・・・・・・・・・・・・・・・・・・・・・・・・34
社会保険診療報酬支払基金（支払基金）
・・・・・・・・・・・・・・・・・・・・・・・・・・・・・・・・・16
社会保障審議会・・・・・・・・・・・・・・・・・・・・19
社会保障と税の一体改革・・・・・・・・42，86
自由診療・・・・・・・・・・・・・・・・・・・・・・・・・・23
住宅医療・・・・・・・・・・・・・・・・・・・・・・・・・・40
初期救急・・・・・・・・・・・・・・・・・・・・・・・・・・58
少子高齢化・・・・・・・・・・・・・・・・・・・・8，80
消費税増税・・・・・・・・・・・・・・・・・・・・・・・・48
情報の非対称性・・・・・・・・・・・・・・・・・・・・23
新医師臨床研修制度・・・・・・・・・・・・・・・・66
新公立病院改革ガイドライン・・・・・・・・98
審査支払機関・・・・・・・・・・・・・・・・・・・・・・16
診療報酬・・・・・・・・・・・・・・・・・・・・・・4，16
診療報酬点数表・・・・・・・・・・・・・・・・・・・・17
診療報酬明細書・・・・・・・・・・・・・・・・・・・・16
人口減少社会・・・・・・・・・・・・・・・・・・・・・・80

[す]

スーパーローテイト・・・・・・・・・・・・・・・・66
住まいの機能・・・・・・・・・・・・・・・・・・・・・・95

[せ]

生活習慣病対策・・・・・・・・・・・・・・・・・・・109
生活保護法・・・・・・・・・・・・・・・・・・・・・・・・・4
前期高齢者・・・・・・・・・・・・・・・・・・・・・・・・・9
全国医療費適正化計画・・・・・・・・・・・・・109
全国健康保険協会（協会けんぽ）・・・・・・6
精神病床・・・・・・・・・・・・・・・・・・・・・・・・・・94
選択と集中・・・・・・・・・・・・・・・・・・・・・・・100
選定療養・・・・・・・・・・・・・・・・・・・・・・・・・・23
先発医薬品・・・・・・・・・・・・・・・・・・・・・・・・18
専門医・・・・・・・・・・・・・・・・・・・・・・・・・・・104

[た]

退職者医療制度・・・・・・・・・・・・・・・・・・・・・3
第1次医療法改正・・・・・・・・・・・・・・・・・・41
第5次医療法改正・・・・・・・・・・・・・・・・・・42
第3次医療法改正・・・・・・・・・・・・・・・・・・41
第三次救急・・・・・・・・・・・・・・・・・・・・・・・・58
第2次医療法改正・・・・・・・・・・・・・・・・・・41
第二次救急・・・・・・・・・・・・・・・・・・・・・・・・58
第4次医療法改正・・・・・・・・・・・・・・・・・・41
第6次医療法改正・・・・・・・・・・・・・・・・・・42
多死社会・・・・・・・・・・・・・・・・・・・・・83，85

[ち]

地域医療介護総合確保基金・・・・・・・・・・42
地域医療構想・・・・・・・・・・・39，47，52，55
地域医療構想調整会議・・・・・・・・・・・・・・42
地域医療支援病院・・・・・・・・・・・・・・・・・・41
地域医療連携推進法人・・・・・・・・・・・・・・42
地域包括ケアシステム・・・・・・・・・・42，90
中央社会保険医療協議会（中医協）・・・19
調剤医療費・・・・・・・・・・・・・・・・・・・・・・・・14

[て]

データヘルス計画・・・・・・・・・・・・・・・・・74
出来高払い・・・・・・・・・・・・・・・・・・17, 18
電子カルテシステム・・・・・・・・・・・・・・72

[と]

同時改定・・・・・・・・・・・・・・・・・・・・・・・21
特定機能病院・・・・・・・・・・・・・・・・・・・41
特定健康診査・・・・・・・・・・・・・・・・・・・10
独立方式・・・・・・・・・・・・・・・・・・・・・・・・9
特掲診療料・・・・・・・・・・・・・・・・・・・・・17

[に]

二次医療圏・・・・・・・・・・・・・・・・・・・・・41
日常生活圏域・・・・・・・・・・・・・・・・・・・91
日本医療機能評価機構・・・・・・・・・・・71
日本医療研究開発機構・・・・・・・・・・114
日本再興戦略・・・・・・・・・・・・・・・・・・・83
日本専門医機構・・・・・・・・・・・・・・・・104
認知症・・・・・・・・・・・・・・・・・・・・・・・・・90

[ひ]

必要病床数・・・・・・・・・・・・・・・・・・・・・50
病院・・・・・・・・・・・・・・・・・・・・・・・・・・・35
病院化社会・・・・・・・・・・・・・・・・・・・・・84
病院群輪番制度・・・・・・・・・・・・・・・・・59
評価療養・・・・・・・・・・・・・・・・・・・・・・・23
被用者保険・・・・・・・・・・・・・・・・・・・4, 5
病床機能報告制度・・・・・・・・・・・・・・・42
病床規制・・・・・・・・・・・・・・・・・・・・・・・36

[ふ]

福祉元年・・・・・・・・・・・・・・・・・・・・・・・2
プライマリ・ケア・・・・・・・・・・・・・・・66
フリー・アクセス・・・・・・・・・・・・・・・37

[へ]

平均寿命・・・・・・・・・・・・・・・・・・・・・・・82

[ほ]

包括払い・・・・・・・・・・・・・・・・・・・・・・・18
訪問看護・・・・・・・・・・・・・・・・・・・14, 90
訪問看護ステーション・・・・・・・・・・・90
保険医療機関・・・・・・・・・・・・・・・・・・・24
保険外併用療養費・・・・・・・・・・・・・・・23
保険者・・・・・・・・・・・・・・・・・・・・・・・・・4
保険診療・・・・・・・・・・・・・・・・・・・・・・・23
ポジショニング（論）・・・・・・・・53, 100

[ま]

慢性期・・・・・・・・・・・・・・・・・・・・・・・・・48

[む]

無床診療所・・・・・・・・・・・・・・・・・・・・・35

[め]

メディカルコントロール・・・・・・・・・62
メディケア・・・・・・・・・・・・・・・・・・・・・26
メディケイド・・・・・・・・・・・・・・・・・・・26
メンタルヘルス・・・・・・・・・・・・・・・・・46

[や]

薬価基準················18
薬価差益················18

[ゆ]

有床診療所···············35

[り]

療養病床············11, 41, 94
臨床研修制度··············66

[れ]

レセプト············16, 73
レセプト電子化·············73

[ろ]

労働集約的···············34
労働節約的···············34
労働力減少社会··············81
老人医療費無料化············2, 3
老人保健施設···············11
老人保健制度··············3

著者紹介

尾形　裕也（おがた・ひろや）

東京大学工学部・経済学部卒業。1978年厚生省入省。厚生省各局、OECD事務局（パリ）、在ジュネーヴ日本政府代表部、千葉市環境衛生局長、国立社会保障・人口問題研究所研究部長等を経て、2001年より九州大学大学院医学研究医療経営・管理学講座教授、2013年より東京大学政策ビジョン研究センター特任教授を歴任。九州大学名誉教授。

『医療経営士テキストシリーズ』　総監修

川渕　孝一（かわぶち・こういち）

1959年生まれ。1983年、一橋大学商学部卒業後、民間病院・企業を経て、1987年、シカゴ大学経営大学院でMBA取得。国立医療・病院管理研究所、国立社会保障・人口問題研究所勤務、日本福祉大学経済学部教授、日医総研主席研究員、経済産業研究所ファカルティ・フェロー、スタンフォード大学客員研究員などを経て、現在、東京医科歯科大学大学院教授。主な研究テーマは医業経営、医療経済、医療政策など。『2040年の薬局』（薬事日報社）、『第六次医療法改正のポイントと対応戦略60』『病院の品格』（いずれも日本医療企画）、『医療再生は可能か』（筑摩書房）、『医療改革～痛みを感じない制度設計を～』（東洋経済新報社）など著書多数。

MEMO

MEMO

『医療経営士テキストシリーズ』

「医療経営士」が今、なぜ必要か？

マネジメントとは経営学で「個人が単独では成し得ない結果を達成するために他人の活動を調整する行動」と定義される。医療機関にマネジメントがないということは、「コンサートマスターのいないオーケストラ」、「参謀のいない軍隊」のようなものである。

わが国の医療機関は、収入の大半を保険診療で得ているため、経営層はどうしても「診療報酬をいかに算定するか」「制度改革の行方はどうなるのか」という面に関心が向いてしまう。これは"制度ビジネス"なので致し方ないが、現在、わが国の医療機関に求められているのは「医療の質の向上と効率化の同時達成」だ。この二律相反するテーマを解決するには、医療と経営の質の両面を理解した上で病院全体をマネジメントしていくことが求められる。

医療経営の分野においては近年、医療マーケティングやバランスト・スコアカード、リエンジニアリング、ペイ・フォー・パフォーマンスといった経営手法が脚光を浴びてきた。しかし、実際の現場に根づいているかといえば、必ずしもそうとは言えない。その大きな原因は、医療経営に携わる職員がマネジメントの基礎となる真の知識を持ち合わせていないことだ。

医療マネジメントは、実践科学である。しかし、その理論や手法に関する学問体系の整備は遅れていたため、医療関係者が実践に即した形で学ぶことができる環境がほとんどなかったのも事実である。

そこで、こうした医療マネジメントを実践的かつ体系的に学べるテキストブックとして期待されるのが、本『医療経営士テキストシリーズ』である。目指すは、医療経営に必要な知識を持ち、医療全体をマネジメントしていける「人財」の養成だ。

なお、本シリーズの特徴は、初級・中級・上級の3級編になっていること。初級編では、初学者に不可欠な医療制度や行政の仕組みから倫理まで一定の基礎を学ぶことができる。また、中級編では、医療マーケティングや経営戦略、組織改革、財務・会計、物品管理、医療IT、チーム力、リーダーシップなど、「ヒト・モノ・カネ・情報」の側面からマネジメントに必要な知識が整理できる。そして上級編では、各種マネジメントツールの活用から保険外事業まで医療機関のトップや経営参謀を務めるスタッフに必須となる事案を網羅している。段階を踏みながら、必要な知識を体系的に学べるように構成されている点がポイントだ。

テキストの編著は医療経営の第一線で活躍している精鋭の研究者や実務家である。そのため、内容はすべて実践に資するものになっている。医療マネジメントを体系的にマスターしていくために、初級編から入り、ステップアップしていただきたい。

医療マネジメントは知見が蓄積されていくにつれ、日々進歩していく科学であるため、テキストブックを利用した独学だけではすべてをフォローできない面もあるだろう。そのためテキストブックは改訂やラインアップを増やすなど、日々進化させていく予定だ。また、執筆者と履修者が集まって、双方向のコミュニケーションを行える検討会や研究会といった「場」を設置していくことも視野に入れている。

本シリーズが医療機関に勤務する事務職はもとより、医師や看護職、そして医療関連サービスの従事者に使っていただき、そこで得た知見を現場で実践していただければ幸いである。そうすることで一人でも多くの病院経営を担う「人財」が育ち、その結果、医療機関の経営の質、日本の医療全体の質が高まることを切に願っている。

『医療経営士テキストシリーズ』総監修
川渕 孝一

■初級テキストシリーズ（全8巻）

巻	タイトル	編著者代表
1	医療経営史──医療の起源から巨大病院の出現まで[第3版]	酒井シヅ（順天堂大学名誉教授・特任教授／元日本医史学会理事長）
2	日本の医療政策と地域医療システム──医療制度の基礎知識と最新動向[第4版]	尾形裕也（九州大学名誉教授）
3	日本の医療関連法規──その歴史と基礎知識[第4版]	平井謙二（医療経営コンサルタント）
4	病院の仕組み／各種団体、学会の成り立ち──内部構造と外部環境の基礎知識[第3版]	木村憲洋（高崎健康福祉大学健康福祉学部医療情報学科准教授）
5	診療科目の歴史と医療技術の進歩──医療の細分化による専門医の誕生、総合医・一般医の役割[第3版]	上林茂暢（龍谷大学社会学部地域福祉学科名誉教授）
6	日本の医療関連サービス──病院を取り巻く医療産業の状況[第3版]	井上貴裕（千葉大学医学部附属病院副病院長・病院経営管理学研究センター長）
7	患者と医療サービス──患者視点の医療とは[第3版]	深津博（愛知医科大学病院医療情報部特任教授／日本医療コンシェルジュ研究所理事長）
8	医療倫理／臨床倫理──医療人としての基礎知識	箕岡真子（東京大学大学院医学系研究科医療倫理学分野客員研究員／箕岡医院院長）

■中級テキストシリーズ(全19巻)

【一般講座】(全10巻)

巻	タイトル	編著者代表
1	医療経営概論—病院の経営に必要な基本要素とは	吉長成恭(広島国際大学大学院医療経営学専攻教授)
2	経営理念・ビジョン／経営戦略—経営戦略実行のための基本知識	鐘江康一郎(聖路加国際病院経営企画室)
3	医療マーケティングと地域医療—患者を顧客としてとらえられるか	真野俊樹(多摩大学統合リスクマネジメント研究所教授)
4	医療ITシステム—診療情報の戦略的活用と地域包括ケアの推進	瀬戸僚馬(東京医療保健大学大学院保健学部医療情報学科准教授)
5	組織管理／組織改革—改革こそが経営だ!	冨田健司(同志社大学商学部商学科准教授)
6	人的資材管理—ヒトは経営の根幹	米本倉基(岡崎女子短期大学教授)
7	事務管理／物品管理—コスト意識を持っているか?	山本康弘(国際医療福祉大学医療福祉・マネジメント学科教授)
8	財務会計／資金調達(1)財務会計	橋口徹(日本福祉大学福祉経営学部教授)
9	財務会計／資金調達(2)資金調達	福永肇(藤田保健衛生大学医療科学部医療経営情報学科教授)
10	医療法務／医療の安全管理—訴訟になる前に知っておくべきこと	須田清(弁護士／大東文化大学法科大学院教授)

【専門講座】(全9巻)

巻	タイトル	編著者代表
1	診療報酬制度と医業収益—病院機能別に考察する戦略的経営［第4版］	井上貴裕(千葉大学医学部附属病院副院長・病院経営管理学研究センター長)
2	広報・広告／ブランディング—集患力をアップさせるために	石田章一(日本HIS研究センター代表理事／ビジョンヘルスケアズ代表)
3	部門別管理—目標管理制度の導入と実践	西村周三(京都大学理事・副学長)、森田直行(京セラマネジメントコンサルティング代表取締役会長兼社長／前京セラ代表取締役副会長)
4	医療・介護の連携—地域包括ケアと病院経営［第4版］	橋爪章(元保健医療経営大学学長)
5	経営手法の進化と多様化—課題・問題解決力を身につけよう	鐘江康一郎(聖路加国際病院経営企画室)
6	創造するリーダーシップとチーム医療—医療イノベーションの創発	松下博宣(東京農工大学大学院技術経営研究科教授)
7	業務改革—病院活性化のための効果的手法	白濱伸也(日本能率協会コンサルティング品質経営事業部シニア・コンサルタント)
8	チーム医療と現場力—強い組織と人材をつくる病院風土改革	白髪昌世(広島国際大学医療経営学部医療経営学科教授)
9	医療サービスの多様化と実践—患者は何を求めているのか	島田直樹(ピー・アンド・イー・ディレクションズ代表取締役)

■上級テキストシリーズ(全13巻)

巻	タイトル	編著者代表
1	病院経営戦略論—経営手法の多様化と戦略実行にあたって	尾形裕也(九州大学大学院医学研究院医療経営・管理学講座教授)
2	バランスト・スコアカード—その理論と実践	荒井耕(一橋大学大学院商学研究科管理会計分野准教授)、正木義博(社会福祉法人恩賜財団済生会横浜市東部病院院長補佐)
3	クリニカルパス／地域医療連携—医療資源の有効活用による医療の質向上と効率化	濃沼信夫(東北大学大学院医学系研究科教授)
4	医工連携—最新動向と将来展望	田中紘一(公益財団法人神戸国際医療交流財団理事長)
5	医療ガバナンス—医療機関のガバナンス構築を目指して	内田亨(西武文理大学サービス経営学部健康福祉マネジメント学科准教授)
6	医療品質経営—患者中心医療の意義と方法論	飯塚悦功(東京大学大学院工学系研究科医療社会システム工学寄付講座特任教授)、水流聡子(東京大学大学院工学系研究科医療社会システム工学寄付講座特任教授)
7	医療情報セキュリティマネジメントシステム(ISMS)	紀ノ定保臣(岐阜大学大学院医学系研究科医療情報学分野教授)
8	医療事故とクライシスマネジメント—基本概念の理解から危機的状況の打開まで	安川文朗(熊本大学法学部公共社会政策論講座教授)
9	DPCによる戦略的病院経営—急性期病院経営に求められるDPC活用術	松田晋哉(産業医科大学医学部教授(領域公衆衛生学))
10	経営形態—その種類と選択術	羽生正宗(山口大学大学院経済学研究科教授／税理士)
11	医療コミュニケーション—医療従事者と患者の信頼関係構築	荒木正見(九州大学哲学会会長、地域健康文化学研究所長)、荒木登茂子(九州大学大学院医学研究院医療経営・管理学講座医療コミュニケーション学分野教授)
12	保険外診療／附帯業務—自由診療と医療関連ビジネス	浅野信久(大和証券キャピタル・マーケッツ コーポレートファイナンス第一部担当部長／東京大学大学院客員研究員)
13	介護経営—介護事業成功への道しるべ	小笠原浩一(東北福祉大学大学院総合福祉学研究科教授／ラウレア応用科学大学国際諮問委員・研究フェロー)

※肩書きはテキスト執筆時のものです

医療経営士●初級テキスト2［第4版］
日本の医療政策と地域医療システム──医療制度の基礎知識と最新動向

2018年7月24日　第4版第1刷発行

著　　者　尾形　裕也
発 行 人　林　　諄
発 行 所　株式会社 日本医療企画
　　　　　〒101-0033　東京都千代田区神田岩本町4-14　神田平成ビル
　　　　　TEL 03-3256-2861（代）　　http://www.jmp.co.jp
　　　　　「医療経営士」専用ページ　http://www.jmp.co.jp/mm/
印 刷 所　図書印刷 株式会社

ⓒHIROYA OGATA 2018,Printed in Japan
ISBN978-4-86439-678-3 C3034　　　　　定価は表紙に表示しています
本書の全部または一部の複写・複製・転訳載等の一切を禁じます。これらの許諾については小社までご照会ください。